CASAMENTO
•NOTA•
DEZ

DAVID MERKH
& MARCOS SAMUEL

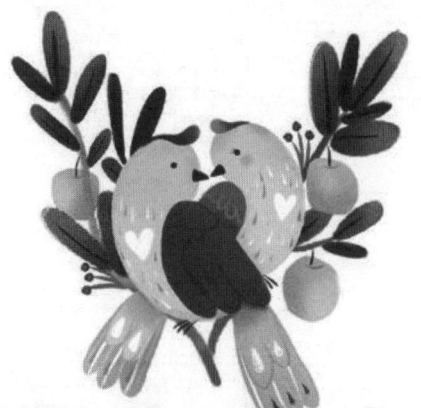

CASA MENTO ·NOTA· DEZ

Devocionais para um relacionamento feliz e duradouro

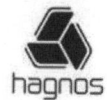

© 2021 por David J. Merkh e
Marcos Samuel Pereira dos Santos

1ª edição: março de 2021
1ª reimpressão: outubro de 2022

REVISÃO
Daila Fanny
Rosa Maria Ferreira

As opiniões, as interpretações e os conceitos emitidos nesta obra são de responsabilidade dos autores e não refletem necessariamente o ponto de vista da Hagnos.

DIAGRAMAÇÃO
Catia Soderi

Todos os direitos desta edição reservados à

EDITORA HAGNOS LTDA.
Av. Jacinto Júlio, 27
04815-160 — São Paulo, SP
Tel.: (11) 5668-5668

CAPA
Rafael Brum

EDITOR
Aldo Menezes

E-mail: hagnos@hagnos.com.br
Home page: www.hagnos.com.br

COORDENADOR DE PRODUÇÃO
Mauro Terrengui

Editora associada à:

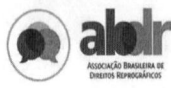

IMPRESSÃO E ACABAMENTO
Imprensa da Fé

Dados Internacionais de Catalogação na Publicação (CIP)
Angélica Ilacqua CRB-8/7057

Merkh, David J.

   Casamento nota dez: devocionais para um relacionamento feliz e duradouro / David J. Merkh, Marcos Samuel Pereira dos Santos. — São Paulo: Hagnos, 2021.

   ISBN 978-65-86048-78-0

   1. Casamento - Aspectos religiosos 2. Casamento cristão 3. Vida cristã I. Título II. Santos, Marcos Samuel Pereira dos

21-0786   CDD-268.486

Índices para catálogo sistemático:
1. Casamento - Vida religiosa - Aconselhamentos bíblicos 268.486

À minha esposa, Carol Sue, fiel companheira durante quase quatro décadas, e o ferro que tem afiado minha vida e meu caráter com todas as letras do alfabeto.

(David Merkh)

Dedico este livro à minha amada esposa, Isabela, e às minhas filhas, Samara e Stephane. Oro para que, um dia, desfrutem em suas vidas das verdades aqui ensinadas. Dedico também aos meus pais, que foram exemplo em tudo para mim. Dedico principalmente a meu pai e a meu irmão Márcio, que partiram, respectivamente, em agosto de 2019 e setembro de 2020; ambos foram para o céu sem poder ver esta obra publicada.

(Marcos Samuel)

Sumário

Prefácio.. 9
Introdução... 13

Assumir os respectivos papéis no casamento...... 15
Buscar o reino de Deus em primeiro lugar.......... 25
Conversar diariamente.. 31
Depender única e exclusivamente de Jesus
  como alicerce do lar 35
Escutar atentamente, pensar antes de falar e
  responder depois... 41
Falar para edificar... 49
Gastar tempo juntos nas refeições e em
  atividades familiares... 55
Honrar publicamente um ao outro...................... 61
Investir na higiene e na aparência...................... 67
Jogar fora as mágoas e o rancor 73
Livrar-se das dívidas a todo custo...................... 79
Manifestar o outrocentrismo de Cristo 87
Negar a terceiros o direito de se colocar
  entre vocês.. 93
Orar juntos e um pelo outro 101

Pedir e conceder perdão quando errarem 107

Questionar a razão por trás dos conflitos
e buscar ajuda quando necessário 115

Renovar amizade e romantismo ao longo
do casamento 121

Simpatizar com as opiniões (contrárias)
do outro 127

Tirar a palavra "divórcio" do vocabulário 131

Unir-se de forma exemplar na educação
dos filhos 137

Vigiar o uso de aparelhos, mídia social
e internet 143

Xingar e gritar: nem com o cachorro 149

Zelar pelo prazer do cônjuge de forma
outrocêntrica 155

Sobre os autores 171

PREFÁCIO

A ideia que deu origem a este livro tem amplo precedente bíblico. Múltiplos textos na Palavra de Deus utilizam acrósticos, uma técnica literária em que cada versículo ou linha da poesia começa com uma letra do alfabeto em ordem sequencial. Os eruditos têm debatido o propósito dessa façanha, mas entre as sugestões podemos incluir:

- facilitar a memorização;
- tratar de um assunto de "A a Z";
- recapitular ideias e princípios enfatizados.

Dois poemas acrósticos são bem conhecidos na Bíblia: o salmo 119, cujos 176 versículos são compostos de 22 blocos de 8 versículos. Os versículos de cada bloco começam com uma mesma letra do alfabeto hebraico (que tem 22 letras). A poesia acróstica do salmo 119 exalta a suficiência da Palavra de Deus "de A a Z".

A outra poesia acróstica bem conhecida é Provérbios 31.10-31. Seus 22 versículos em ordem alfabética recapitulam as principais características da sabedoria bíblica, esboçadas em todo o livro, na figura de uma mulher virtuosa.

Outros textos bíblicos em forma de acrósticos são os salmos 9, 10, 25, 34, 37, 111, 112 e 145. Curiosamente, o livro todo de Lamentações, com exceção do último capítulo, foi escrito em forma de cantos fúnebres *acrósticos* — note que todos os capítulos do livro têm versículos em múltiplos de 22:

- Lamentações 1: 22 versículos.
- Lamentações 2: 22 versículos.
- Lamentações 3: 66 versículos.
- Lamentações 4: 22 versículos.
- Lamentações 5: 22 versículos.

O livro, assim, lamenta a destruição da cidade santa e amada, Jerusalém, de A a Z. Também note que Lamentações 5, o último capítulo, não foi escrito como poema acróstico, mesmo tendo exatamente 22 versículos, pelo fato de que Deus põe fim ao choro. Ou seja, o alfabeto tem fim, mas as misericórdias do Senhor, não. Essa é uma das principais mensagens do livro (veja Lamentações 3.21-23).

Existe um outro propósito por trás dos poemas acrósticos bíblicos. Quando o autor partilha sua perspectiva sobre um determinado assunto usando todo o alfabeto, ele também revela sua paixão pelo assunto do começo ao fim. Ou seja, o compositor revela seu amor pela Palavra de Deus no salmo 119; pela sabedoria divina em Provérbios 31.10-31; e pela cidade santa no livro de Lamentações.

Diante desse quadro e à luz do valor bíblico e literário de acrósticos, desenvolvemos um estudo bíblico e devocional que emprega 23 letras do nosso alfabeto (deixamos de fora as letras K, W e Y) para resumir e tornar memoráveis *alguns* dos princípios bíblicos fundamentais para o casamento bem-sucedido. Como autores, pastores e expositores bíblicos apaixonados pelas nossas esposas e pela família, apresentamos esses princípios para abençoar a Igreja e fortalecer casamentos que estão sob ataque constante do inimigo do lar.

Que Deus use o "A a Z" do casamento cristão para fortalecer seu casamento em dias de grandes desafios para a família.

Introdução

Um casamento nota dez? Isso é possível? Dizem que o casamento perfeito é um mito. A razão pela qual podemos concordar é simples: eu e vocês estamos nele.

Relacionamentos perfeitos não podem existir a partir de pessoas imperfeitas. Relacionamentos perfeitos entre casais são utópicos. Se formos imparciais e sinceros, veremos que casais que nunca discutiram, nunca discordaram, nunca magoaram ou foram magoados pelo cônjuge enquadram-se em uma de duas categorias:

- A primeira é a de contos irreais, a dos contos de fada. Casamentos perfeitos são tão reais quanto duendes, Papai Noel, coelhinho da Páscoa, saci e mula sem cabeça.
- A segunda é a dos que mentem para si mesmos, negando ou tentando negar a notória imperfeição individual dos que compõem o casamento. Mas não há como negar o inegável. Todos pecam e carecem da glória de Deus (Romanos 3.23). Como pecadores, pecamos!

Será que isso deve nos levar a abandonar o casamento? De forma alguma! Jamais devemos perder a esperança desse nobre projeto divino. Embora casamentos perfeitos não existam, isso não significa que a concretização de casamentos duradouros, felizes e harmoniosos não possa existir.

Casamentos felizes e harmoniosos existem. Perfeitos, não. Perdoados, sim. Nota dez? Não. Mas casamentos que buscam isso, sim. Embora possa parecer contraditório, visto que felicidade e harmonia para alguns são sinônimos de perfeição, não há contradição alguma. É totalmente possível que pessoas imperfeitas desfrutem de um casamento prazeroso nos qual encontram alegria, harmonia, doce cumplicidade, mútuo encorajamento e sucesso, mesmo em meio à imperfeição.

No texto que se segue, oferecemos estudos que visam ajudar pessoas imperfeitas em casamentos imperfeitos a prosseguir para o alvo de casamentos refeitos por Deus. As leituras podem ser usadas de forma devocional em conjunto pelo casal; como base de estudos bíblicos para encontros de casais em grupos pequenos ou classes de escola bíblica; ou até mesmo no aconselhamento pré-nupcial. As perguntas para discussão no final de cada letra podem nortear a discussão com base no texto sagrado.

Agradecemos de coração às pessoas que colaboraram na revisão do manuscrito: Isa (esposa do pr. Marcos), Christina D. Pinheiro dos Santos (cunhada do pr. Marcos), Carol Sue (esposa do pr. David), Adriana Barbosa Merkh (nora do Pr. David) e a equipe eficiente da Editora Hagnos.

ASSUMIR OS RESPECTIVOS PAPÉIS NO CASAMENTO

Então, o Senhor Deus fez cair pesado sono sobre o homem, e este adormeceu; tomou uma das suas costelas e fechou o lugar com carne. E a costela que o Senhor Deus tomara ao homem, transformou-a numa mulher e lha trouxe. E disse o homem: Esta, afinal, é osso dos meus ossos e carne da minha carne; chamar-se-á varoa, porquanto do varão foi tomada. Por isso, deixa o homem pai e mãe e se une à sua mulher, tornando-se os dois uma só carne.

(Gênesis 2.21-24)

As mulheres sejam submissas a seus próprios maridos, como ao Senhor. Como, porém, a igreja está sujeita a Cristo, assim também as mulheres sejam em tudo submissas a seus maridos.

Maridos, amai vossas mulheres, como também Cristo amou a igreja, e a si mesmo se entregou por ela, para que a santificasse, tendo-a purificado por meio da lavagem de água pela palavra, para a apresentar a si mesmo igreja gloriosa, sem mácula, nem ruga, nem coisa semelhante, porém santa e sem defeito.

(Efésios 5.22, 24-27)

Quem já prestou serviço militar entende a importância de papéis claramente delineados e uma linha de comando bem definida no exército. O fato de alguém ser tenente e o outro capitão não significa que o capitão seja essencialmente superior ao tenente ou o tenente uma pessoa inferior ao capitão. Trata-se de *funções e patentes* diferentes, não de *essência* melhor ou pior.

O capitão sábio sabe aproveitar bem as habilidades do tenente para o bem do exército. Mas, na hora de tomar as decisões, o capitão toma a frente e o tenente segue-o até o fim.

O casamento bíblico é assim. Une duas pessoas "iguais no ser, mas diferentes no fazer". Deus designou o marido como "capitão" e a esposa como "tenente". Um marido capitão sábio aproveita a experiência, o conhecimento, as áreas de perícia da sua esposa. Mas o peso da responsabilidade pelas decisões recai sobre seus ombros. E sua "tenente" está disposta a segui-lo, custe o que custar, sem dizer: "Não falei?".

Quem determinou esse modelo de vida conjugal foi Deus, não o homem. E Deus modelou o casamento conforme a própria família divina. Assim, como Deus Pai, Filho e Espírito Santo são iguais como Deus, mas com funções diferentes na administração trinitariana, o casal reflete essa realidade quando desempenha bem seus papéis no lar. Encontramos um eco dessa ideia em 1Coríntios 11.3: "Quero, entretanto, que saibais ser Cristo o cabeça de todo homem, e o homem, o cabeça da mulher, e Deus, o cabeça de Cristo".

A verdade mais importante a respeito do casamento é que ele serve como reflexo da glória que há no relacionamento entre os membros da Trindade. Assim, o casal foi criado à imagem de Deus (Gênesis 1.26,27) e como um espelho do amor de Jesus para com a Igreja (veja Efésios 5.32).

Existe um papel distinto para cada uma das partes no casamento que precisa ser definido por Aquele que o instituiu e não por aqueles que participam dele. Quem determina o funcionamento de algo é quem o cria. Tendo em vista que o casamento foi a primeira instituição divina da Terra, o Criador estabeleceu claramente como este deve ser, seguindo o modelo da própria Trindade.

À luz do texto bíblico, os respectivos papéis no casamento podem ser entendidos claramente assim:

> O marido assume o papel de liderança amorosa.
>
> A esposa, o de submissão respeitosa.

"Liderança" e "submissão" são palavras que perderam seu correto significado entre casais e até na sociedade. Foram palavras mal utilizadas ao longo de anos, de modo que as duas, por si só, despertam desconforto e indignação ao serem mencionadas.

A palavra "liderança" dentro do casamento tem sido entendida por muitos maridos como um cheque em branco para o desenvolvimento de um sistema tirânico de governo familiar. Muitos homens usam essa palavra para liberar o "ditador" contido no coração deles. Os que assim fazem acham que liderar significa ter direito a uma espécie de monarquia inquestionável no casamento. Representa uma licença para serem reis absolutos, soberanos que não precisam dar satisfações ou prestar contas a ninguém.

Por outro lado, esposas ouvem a palavra "submissão" e arrepiam-se, pois entendem que submissão é sinônimo de ser "escrava" ou "capacho".

Em vista das profundas cicatrizes causadas pelo mau uso dessas palavras, submissão e liderança no casamento são princípios que deixaram de ser praticados, ensinados, encorajados ou considerados. Desordem, discussão e caos têm sido o resultado.

Infelizmente, maridos e esposas não atentam aos adjetivos que devem qualificar ambos os termos. Se prestarmos atenção, veremos que a liderança do marido deve ser amorosa, enquanto a submissão da esposa, respeitosa. Se amor e respeito forem o alvo de cada uma das partes do casamento, este desfrutará da felicidade e harmonia tão desejadas e, acima de tudo, Deus será glorificado.

SUBMISSÃO RESPEITOSA DA ESPOSA

Os textos bíblicos que tratam dos papéis no lar sempre começam com a responsabilidade da esposa (Efésios 5.22-33; Colossenses 3.18,19; 1Pedro 3.1-7).

Submissão literalmente significa "alinhamento". A palavra original foi um termo militar com a ideia de "alinhar-se", como no caso de fileiras de soldados atrás do seu comandante. Não implica inferioridade, mas uma linha de comando visando o bem da causa em que o exército estava engajado.

Submissão implica apoiar o marido, respeitar suas decisões, ter uma atitude serena e amável. Consiste em não usurpar funções que, por direito, pertencem ao marido. Significa apoiá-lo para que ele cresça como líder e incentivá-lo a desenvolver seu potencial como cabeça da família. Utilizando uma metáfora mais clara em nossos dias, significa que ela será a maior fã do marido.

Esse ideal levará a esposa a orar pelo marido, pedindo que Deus lhe conceda mais sabedoria e amor. Significa não criticar o marido publicamente; se for preciso fazê-lo, que seja em particular e de maneira cordial.

Existe uma enorme diferença entre aparentar ser submissa e praticar submissão respeitosa. Quantas são as esposas que dizem ser submissas, mas criticam o marido abertamente perante as pessoas? No caso da submissão, é preciso *ser* e *parecer* submissa. Não é tão importante que a esposa diga que respeita o marido, e sim que o marido se sinta respeitado pela esposa.

Por fim, é preciso que fique evidente que a submissão ao marido vai até o ponto em que isso não coloque a esposa em desacordo com a Palavra de Deus e com os seus princípios. Em última instância, a submissão da esposa pode implicar dizer "não" ao seu esposo quando o que ele pede signifique pecar contra o Criador. O marido não pode exigir esse tipo de submissão. Ele não tem direto supremo sobre a esposa.

Liderança amorosa

Grande parte da responsabilidade por formar um lar bem estruturado recai sobre o marido. Se os filhos forem mal-educados, irresponsáveis ou respondões, é responsabilidade do marido. Se a esposa for desleixada, encrenqueira, irresponsável, a responsabilidade pertence ao marido. Grandes são os privilégios dados ao esposo, mas maiores ainda são seus deveres como líder da casa. Deus responsabiliza o marido por tudo em sua família, assim como responsabilizou Adão pelo governo do jardim (Gênesis 3.8-13; Efésios 6.4). Ele é o cabeça do lar. A esposa tem o privilégio de ser aliviada, provida, amada, protegida, encorajada, ensinada e pastoreada pelo marido.

O padrão de liderança exigido do marido não é algo inventado por homens, pois, se isso fosse verdade, eles certamente teriam escolhido outro referencial que não o próprio Senhor Jesus, como visto em Efésios 5.25ss. A analogia do amor de Jesus pela sua noiva, a igreja, implica *pastoreio, provisão, proteção* e *presença efetiva* do homem no lar. Assim como no caso da submissão da mulher, Deus põe seu dedo justamente nas áreas em que se precisa de uma atuação soberana na vida do homem, transformando-o pelo poder do Espírito (Efésios 5.18) para ir contra sua própria natureza egoísta.

Para liderar amorosamente, o marido deve assumir seu papel de amar a esposa, cobrindo-a de inúmeros cuidados em todas as áreas. Ele precisa amá-la incondicionalmente. O amor a ela independe do fato de ela ser amorosa, respeitosa, companheira, paciente, submissa, educada ou atraente. A igreja, muitas vezes, nada disso demonstra e, mesmo assim, é amada por Jesus.

O marido deve se preocupar com o bem-estar emocional, físico e espiritual de sua amada. Ele deve expressar seu amor não só em atitudes, mas também em palavras.

Muitos maridos dizem: "Minha esposa sabe que eu a amo". Mas ela precisa ouvir isso — em palavras e ações!

A liderança amorosa fará com que o marido se preocupe com o coração de sua esposa. Ele deve liderar com sabedoria, amor, paciência e respeito. O líder amoroso não se sente ameaçado em ouvir as opiniões de sua amada, ao contrário, ele considera atentamente o que ouve, pois entende que a esposa lhe fora entregue como auxiliadora, visando facilitar sua compreensão diante das situações e das decisões que surgirão ao longo da jornada do casamento.

Se esse tipo de amor resume a exigência divina para o homem, nada melhor que o "capítulo do amor", 1Coríntios 13, para esclarecer a descrição das tarefas dele. Um exercício desafiador para os maridos é substituir a palavra "amor" por "marido" no texto, como mostramos a seguir. Verifique se este estilo de liderança outrocêntrica caracteriza sua vida como marido:

> O marido é paciente.
>
> O marido é benigno.
>
> O marido não arde em ciúmes, não se ufana, não se ensoberbece.
>
> O marido não se conduz inconvenientemente.
>
> O marido não procura os seus interesses, não se exaspera, não se ressente do mal.
>
> O marido não se alegra com a injustiça, mas regozija-se com a verdade.
>
> O marido tudo sofre, tudo crê, tudo espera, tudo suporta.

O líder amoroso é paciente e dócil. Suas palavras são marcadas por domínio próprio e sabedoria. Muitos maridos temem ser mansos por acharem que mansidão equivale a fraqueza. Mas é justamente o contrário: mansidão representa poder sob controle! Um poderoso cavalo selvagem, quando domesticado, não perde seu poder, ele simplesmente teve sua força mantida sob controle.

John Stott certa vez disse que "mansidão é a delicadeza dos fortes". É assim que o marido deve ser. Palavras duras e impensadas não são apropriadas a líderes amorosos, mas, sim, a maridos tiranos que temem quando seu comando parece ser ameaçado por opiniões e conselhos de seus subordinados.

Liderar amorosamente é apontar o caminho e ir por ele à frente da esposa. Significa ser escudo para protegê-la de ataques e dos perigos à sua volta; ser suporte para carregá-la nas horas de necessidade e ser médico para cuidar de suas feridas; significa ser o pastor de sua casa e de seu casamento.

Liderar amorosamente é guiar pelo amor, e não pelo medo. Liderar por amor é ser perseverante e jamais desistir de investir sua vida e seus recursos para o bem de sua amada, visando seu amadurecimento em todas as áreas da vida. O verdadeiro líder se empenhará para ver e formar em sua esposa as qualidades que Deus almeja para ela.

Mais uma vez, ressaltamos que a verdadeira liderança amorosa não é aquela em que o marido sente ser esse tipo de líder, mas aquele em que a esposa se sente amada e liderada dessa forma.

Assumir os respectivos papéis no lar é um dos pontos de partida para um casamento bem-sucedido, no qual ordem e progresso, e não caos e confusão, reinam. Significa espelhar a própria glória do Deus triúno a cuja imagem o homem, a mulher e o casal foram criados (Gênesis 1.26,27). Por nós mesmos, isso seria impossível. Mas a vida de Cristo em nós (Colossenses 1.27) transforma mulheres na Eva que a própria Eva nunca foi e os homens no Adão que Adão nunca foi também.

Uma oração

Ó Deus, faz nosso casamento espelhar e espalhar a glória do teu ser. De forma sobrenatural, reverte nossas tendências naturais de rebeldia e egoísmo para que a própria vida de Cristo se manifeste em nós. Ajuda-nos a voltar ao padrão bíblico para o bom funcionamento do nosso lar, apesar de tantos ruídos ao nosso redor que causam confusão. Que ouçamos a tua voz em meio a tanto barulho, para tua glória.

Perguntas para discussão

1. Quais fatores contextuais e culturais, dentro e fora da igreja, argumentam contra os papéis bíblicos para o marido e para a esposa, esboçados neste capítulo?

2. Que outras analogias, como a metáfora militar, ajudam a ilustrar o conceito bíblico de "iguais no ser (essência), diferentes no fazer (funções)"?

3. Em sua opinião, quem tem a tarefa mais difícil no lar: o marido ou a esposa? Por quê?

4. Quais seriam as aplicações práticas, na vida de cada um, de desempenhar seus respectivos papéis?

Buscar o Reino de Deus em Primeiro Lugar

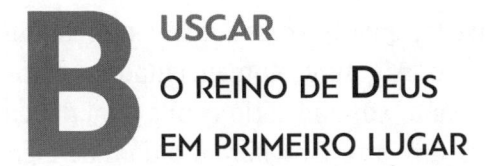

> *Buscai, pois, em primeiro lugar, o reino de Deus.*
> (MATEUS 6.33)

Casais nunca devem esquecer que, embora sejam uma só carne a partir do matrimônio, seu casamento não é um fim em si. Como filhos de Deus, pertencem a Ele. Foram comprados por um alto e sublime preço (1Coríntios 6.19,20).

Casamento e família não são o auge da experiência humana. Não somos familiólatras. A família é um meio, não o fim. Nossas vidas têm um propósito eterno, e nosso casamento deve fazer parte desse plano de investimento eterno. Casais realizados incluem entre os projetos de vida a busca pelo ideal para o qual foram feitos: a glória de Deus.

Invistam juntos tempo naquilo que terá valor eterno. Ministrar juntos é uma das melhores maneiras para jovens solteiros peneirarem os candidatos a relacionamentos mais sérios de namoro, noivado e casamento. Se o propósito do casamento é juntar um para o outro e ambos para

Deus, que maneira melhor de testar a compatibilidade do que se colocarem juntos no serviço aos outros?

Como casal casado, envolvam-se juntamente naquilo que Deus está fazendo. Alguns costumam empurrar com a barriga a decisão quanto ao ministério com o qual devem se envolver. Não façam isso. Descubram o dom de Deus que está em todo aquele que é salvo e exerçam-no (1Pedro 4.10,11). Orem e vejam onde Deus está atuando e vão para lá servir.

Muitos são os ministérios e as oportunidades em que o marido e a esposa podem servir juntos. Podem lecionar, visitar, planejar atividades em prol do reino, ter ministérios no berçário da igreja, com crianças, adolescentes ou jovens. Podem abrir seu lar para encontros de grupos pequenos, praticar hospitalidade, participar de um grupo de louvor da igreja ou servir na recepção dos cultos. Como seria bom se tivéssemos mais casais atuando juntos nos ministérios da igreja!

Alguém sabiamente disse que Deus não precisa chamar capacitados, pois Ele capacita os chamados. Assim, não inventem desculpas para não se envolverem juntamente na obra de Deus. Sirvam a Deus servindo aos outros!

O marido cristão deve atuar como o técnico-capitão do time familiar, escalando cada membro da família na melhor posição em benefício do reino. Infelizmente, muitos lares são desajustados, pois a esposa tem de literalmente empurrar o marido crente para as atividades da igreja. Assim, tem recaído sobre ela o dever de cobrar a todos para não chegarem atrasados aos compromissos eclesiásticos. Ela se levanta mais cedo para fazer o necessário para a família participar do culto. Maridos precisam resgatar o privilégio e o dever de manterem suas famílias unidas na obra de Deus.

Quantos casais se preocupam apenas em trabalhar mais para adquirir mais. Quantos focam no futuro profissional dos filhos, mas não se preocupam em prepará-los para investir no que é eterno. Como disse Moisés no salmo 90: "Ensina-nos a contar os nossos dias, para que alcancemos coração sábio" (Salmos 90.12).

À luz das Escrituras, há somente três locais em que se pode investir de forma verdadeiramente eterna: na pessoa de Deus, na Palavra de Deus e no povo de Deus. Então, invistam o que é efêmero naquilo que é eterno. Preparem-se, informem-se e esforcem-se como casal e como família para melhor aplicar seus recursos, seu tempo e suas habilidades em prol do reino. Participem de retiros e encontros de casais, façam cursos para aprender as Escrituras, adquiram boa literatura e exercitem-se naquilo que aprenderam.

Outra parte negligenciada em nossos dias é a contribuição fiel para a manutenção das atividades rotineiras da igreja. Infelizmente, muitos casais têm sido enganados por abusos praticados por falsos pastores, extorquindo e tosquiando suas ovelhas. A despeito disso, os verdadeiros crentes são responsáveis por fazer bom uso dos recursos dados por Deus para manter a sua obra.

Se a igreja que vocês frequentam não ensina a Bíblia, procurem onde seu investimento no reino de Deus dará mais fruto e participem dali financeiramente. Separem também um pouco do seu orçamento para participarem do apoio a missionários. Invistam na obra de Deus, pois isso terá valor eterno.

Estar assiduamente com a família da fé também é um investimento no reino de Deus (Hebreus 10.24,25). Assim, estimulamos uns aos outros a crescer em sua jornada rumo ao céu. Como o ferro com o ferro se afia, nossos irmãos da fé nos aperfeiçoam para sermos mais parecidos com Cristo (Provérbios 27.17; 2Coríntios 3.18).

Todos nós deveríamos andar carregando no peito uma plaquinha dizendo "Em obras", pois Deus ainda está trabalhando em nós (Filipenses 1.6). Assim, invistam tempo para estar com Ele, com sua Palavra e com seu povo.

Uma oração

Senhor, ensina-nos a contar os nossos dias, para que alcancemos um coração sábio. Seja sobre nós a tua graça, Senhor, nosso Deus; confirma sobre nós as obras de nossas mãos (Salmos 90.12,17). Faz de nós um time unido e focado em alvos eternos, para que nosso casamento espelhe tua glória na terra. Usa nossos dons e talentos como investimentos eternos no conhecimento da tua Pessoa, da tua Palavra e do teu povo. Amém.

Perguntas para discussão

1. Leiam Salmos 127.1,2. Quais os perigos de perder de vista as prioridades eternas na busca de bens materiais?

2. Leiam Salmos 127.3-5. Qual a ligação desses versículos com os versículos 1 e 2? Qual o investimento eterno que o salmista encoraja?

3. Em que sentido o marido é o técnico do time familiar? Se ele não desempenhar bem a sua função, o que os outros membros da família deveriam fazer?

4. Por que é tão fácil para casais perderem de vista a natureza temporária deste mundo à luz da eternidade e dos investimentos duradouros? Como manter nosso foco naquilo que realmente permanece?

CONVERSAR DIARIAMENTE

*O insensato não tem prazer no entendimento,
senão em externar o seu interior.*

(PROVÉRBIOS 18.2)

*Ó tu que habitas nos jardins, os companheiros estão atentos
para ouvir a tua voz; faze-me, pois, também ouvi-la.*

(CÂNTICO DOS CÂNTICOS 8.13)

*Maridos, vós, igualmente, vivei a vida comum do
lar, com discernimento; e, tendo consideração
para com a vossa mulher como parte mais frágil,
tratai-a com dignidade, porque sois, juntamente,
herdeiros da mesma graça de vida, para que
não se interrompam as vossas orações.*

(1PEDRO 3.7)

Um casamento bem-sucedido precisa de diálogo e amizade. Isso não se constrói por e-mails e recados via WhatsApp. Precisamos mostrar ao cônjuge que o valorizamos. Precisamos conversar diariamente.

O final do livro de Cântico dos Cânticos aponta essa verdade. Mesmo que muitos homens não tenham paciência para ouvir a esposa depois de um dia longo e árduo de trabalho, Salomão elogia a esposa pelo fato de que todos gostariam de ter o que ele tem: a oportunidade de ouvi-la diariamente. Esse outrocentrismo identifica o casamento verdadeiramente centrado em Cristo.

Para fortalecer a amizade conjugal, Gary e Anne-Marie Ezzo recomendam o "tempo de sofá", um período diário de 10 a 15 minutos (pode ser mais, mas melhor começar devagar), reservado exclusivamente para o marido e a mulher, em que os dois cultivam seu relacionamento como melhores amigos, sem a interferência dos filhos.

O ideal é que esse tempo aconteça logo, enquanto os filhos ainda estão acordados, para que fiquem cientes de que "mamãe e papai estão curtindo seu tempo juntos". Seria difícil calcular o benefício que esse tempo simples e diário tem promovido nas famílias. Além de fortalecer a amizade conjugal e de manter os dois atualizados como casal, traz muita segurança para os filhos, pois sabem que mamãe e papai estão bem, sempre em sintonia, atuando como uma frente unida em questões familiares.

Mas, cuidado! Uma forte tendência do coração egoísta faz com que não escutemos o que o outro está dizendo enquanto ruminamos sobre o que nós mesmos iremos falar. "O insensato não tem prazer no entendimento, senão em externar o seu interior" (Provérbios 18.2).[1]

Cada casal deverá encontrar esse momento para conversar diariamente. Nesse tempo a sós, cada um deve ter a oportunidade de dizer como foi seu dia, de compartilhar

---

1 Adaptado do livro *101 ideias de como paparicar seu marido*, de David J. e Carol Sue Merkh (São Paulo: Hagnos, 2014, ideia 38).

alegrias e dilemas. Não tornem esse tempo um período para cobrança mútua. Deve ser um tempo para relaxar e curtir mutuamente o casamento. Se possível, preparem um ambiente adequado para isso. Talvez, para uns, a melhor hora seja depois do jantar, para outros, no café da manhã ou enquanto os filhos tomam banho ou realizam uma tarefa.

Esse é o tempo de segurar na mão um do outro, de a esposa repousar no colo do marido, tempo em que ambos sabem que devem se curtir mutuamente. Quem sabe serão alguns minutos com uma música de que ambos gostem, com um ambiente à meia-luz. Podem resgatar lembranças do tempo de namoro ou pode ser um bate-papo sobre sonhos, projetos, desafios e a vida.

Talvez vocês sejam céticos em relação a isso, mas tentem. Vocês ficarão admirados com os resultados. Mesmo que não consigam da primeira vez, tentem até conseguir esse tempo a sós. Se necessário, sejam flexíveis com o horário; o mais importante é que os filhos percebam a importância que os pais dão ao relacionamento deles. Mas conversem, diariamente.

Uma oração

Senhor, ajuda-nos a valorizar o tempo a sós para conversar e nos tornarmos cada vez mais amigos e íntimos. Não permitas que o corre-corre do nosso dia e a tirania do urgente roubem de nós esse tempo que é tão importante. Ajuda-nos a valorizar as realizações e os sonhos um do outro. Fortalece nossa união pelo conhecimento mútuo através da conversação. Amém.

Perguntas para discussão

1. Quais os maiores obstáculos para vocês realizarem o "tempo de sofá"? Como vencê-los?
2. É possível ter um "tempo de sofá" mesmo à distância, por exemplo, quando um cônjuge está viajando, longe do outro? Como?
3. Qual a importância desse tipo de conversação para os filhos?
4. Quais são algumas cautelas que se deve observar quanto a esse tempo?

DEPENDER ÚNICA E EXCLUSIVAMENTE DE JESUS COMO ALICERCE DO LAR

*Se o Senhor não edificar a casa,
em vão trabalham os que a edificam.*
(Salmos 127.1)

*Confia no Senhor de todo o teu coração,
e não te estribes no teu próprio entendimento.*
(Provérbios 3.5)

Sem mim nada podeis fazer.
(João 15.5)

Alguns anos atrás começamos a nos deparar com rachaduras nas paredes da nossa casa. Mesmo depois de repará-las com massa corrida, numa questão de meses elas reapareceram. Depois, percebemos que o chão do nosso quarto estava desnivelado, um objeto que caía no chão rolava até o centro do quarto devido à inclinação do piso. Finalmente, apareceram poças de água que nos confirmaram o problema: o alicerce da casa estava sendo prejudicado por um problema de encanamento antigo, feito de canos de manilha debaixo da casa. Deu muito trabalho trocar todo o encanamento e refazer os alicerces. Mas, se não tivéssemos reforçado os fundamentos, a casa teria desmoronado.

Muitos casamentos se parecem com a nossa casa. Algo está errado com o fundamento. Elementos estranhos infiltram-se no lar e ameaçam seu futuro. Não importa quanto tempo já passou desde a formação do lar, este não poderá permanecer em pé se não for edificado segundo as regras de Deus. O salmista até afirma ser "vão" o trabalho despendido na edificação do lar sem o fundamento seguro no Senhor.

Quantos lares não desfrutam hoje de todo potencial que poderiam ter pelo simples fato de desconsiderarem a premissa básica do matrimônio: um é pouco, dois é bom, mas três é excelente.

> Melhor é serem dois do que um, porque têm melhor paga do seu trabalho. Porque se caírem, um levanta o companheiro; ai, porém, do que estiver só; pois, caindo, não haverá quem o levante. Também, se dois dormirem juntos, eles se aquentarão; mas um só como se aquentará? Se alguém quiser prevalecer contra um, os dois lhe resistirão; o cordão de três dobras não se rebenta com facilidade (Eclesiastes 4.9-12).

Embora o contexto se refira a viajantes nos perigosos desertos da Palestina séculos atrás, o princípio também se aplica aos "casais viajantes" caminhando lado a lado na jornada da vida.

Antes que vocês se assustem com a ideia de um casamento a três, basta lembrar que o terceiro membro dessa relação é exatamente Aquele capaz de mantê-los unidos e felizes. O terceiro e mais importante integrante de qualquer relacionamento é Jesus.

Poderíamos escrever volumes sobre o relacionamento conjugal, mas, sem essa verdade básica, tudo seria inútil. Quantos são os casamentos que começam bem, mas, depois de alguns anos (e, em alguns casos, apenas meses), caminham a passos largos para o término? Por que isso está acontecendo? Apesar das boas intenções, os cônjuges descobriram que é impossível mesclar duas vidas como uma grande engrenagem sem que entre elas exista o óleo da graça de Deus. O relacionamento do casal com Cristo fornece a graxa que ameniza os atritos, que torna suave o funcionamento do matrimônio e permite que haja proximidade sem fricção, sem desgastes desnecessários. Sim, somente Jesus pode fazer com que o fundamento de um casamento fadado ao fracasso se recupere e se fortaleça.

Enquanto as pessoas não entenderem a real necessidade de Cristo em seu lar, os casamentos não vão prosperar. Eles podem até avançar juntos durante algum tempo; aqueles mais habilidosos podem atravessar décadas em um casamento aparentemente "feliz", mas nunca experimentarão cumplicidade, companheirismo, cuidado, afeto, amor e intimidade reais que Jesus traz ao matrimônio. É como ter um carro que somente anda na primeira marcha.

Casamentos sem Jesus não deslancham todo potencial para o qual foram criados. No Éden, Adão e Eva receberam a ordem de se tornarem uma só carne (Gênesis 2.24). A unidade em diversidade vai muito além do mero ato conjugal. Inclui dimensões profundas de intimidade e compartilhamento de vida nas esferas emocional, intelectual, social e, acima de tudo, espiritual. Em Cristo, as pessoas experimentam uma união muito mais profunda e sublime, a união de almas.

Dessa forma, alguém que nunca abraçou Jesus como Salvador de sua vida jamais experimentará esse nível de união. Quem não tem a fé salvadora em Jesus jamais experimentará todo potencial do casamento.

Certamente, haverá lares em que um dos cônjuges não professe a fé em Jesus. Infelizmente, o lema que descreve o casamento cristão como "Um para o outro e ambos para Deus" não pode se cumprir nesses casais. Mas cabe ao cônjuge cristão o dever de orar pedindo a Jesus para que, em sua infinita misericórdia, permeie o relacionamento conjugal a partir daquele que tem fé e purifique esse relacionamento, trazendo graça e sua maravilhosa presença transformadora sobre o casal (1Coríntios 7.13,14). Assim, faça a sua parte. Naquilo que lhe cabe, convide Jesus para edificar seu casamento. Porém, saiba que, ao fazer isso, Ele, e não vocês, decidirá como e quando agir. Ele dirá com que materiais o lar será edificado. Ele derrubará paredes construídas em lugares errados, mudará a disposição dos móveis e a cor da casa.

Jesus certamente iniciará uma faxina em seu relacionamento. Não esqueçam que faxinas geram incômodos. Sujeiras e mofos serão descobertos e expostos. Não chamem Jesus para o seu relacionamento a menos que vocês desejem ser transformados. No fim, quando Ele edifica um lar, vocês podem confiar que será um lar sólido. Ele não coloca remendos. Muitas vezes é preciso que o relacionamento do casal desmorone para que Ele o reedifique corretamente. Jesus não trabalha com produtos de segunda linha. Ele é exigente. Seu padrão de qualidade é alto e seus resultados, duradouros.

Assim, vocês evitarão as rachaduras causadas pela infiltração do inimigo em seu lar.

Uma oração

Se vocês têm permitido que Jesus construa seu lar, façam esta oração:

Querido Jesus, durante muito tempo temos procurado edificar a vida, o casamento, a criação de filhos, os estudos e o trabalho sem tua ajuda. Acreditamos que éramos capazes disso, mas percebemos o quão errado estamos. Perdoa-nos, Senhor. Queremos, neste instante, reconhecer nossa total incapacidade para isso e pedir que faças o que bem quiseres de nossa vida. Entregamos nas tuas mãos tudo o que somos e o que seremos, pois sabemos que só assim experimentaremos o ideal que tens para nós. Reconhecemos nossos pecados e pedimos perdão por eles. Que sejas tudo em nossa vida de hoje em diante. Amém.

PERGUNTAS PARA DISCUSSÃO

1. Quais materiais de construção Jesus usa para edificar um lar duradouro?
2. Na sua percepção, que ameaças principais estão se infiltrando em muitos lares hoje?
3. Avaliem o lema que descreve o casamento cristão: "Um para o outro e ambos para Deus". O que significa? Quais as implicações práticas para o casal? O que dizer sobre o "jugo desigual" (2Coríntios 6.14)?
4. Como vocês aconselhariam um casal que descobre que Jesus não tem sido o Construtor do seu lar? Como recomeçar? O que fazer?

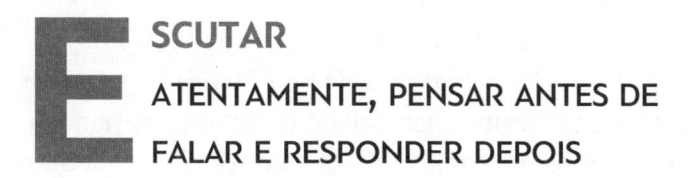

ESCUTAR ATENTAMENTE, PENSAR ANTES DE FALAR E RESPONDER DEPOIS

*O insensato não tem prazer no entendimento,
senão em externar o seu interior.*
(Provérbios 18.2)

*Todo homem, pois, seja pronto para ouvir,
tardio para falar, tardio para se irar.*
(Tiago 1.19)

Há um tempo, circulava na internet um pequeno vídeo de duas gaivotas na praia. Ambas estavam em pé, com a cabeça virada para o lado direito. Eram idênticas, com uma única exceção: uma delas abria e fechava o bico repetidas vezes e em uma velocidade incrível. No final do vídeo, aparecia uma pergunta sobre as gaivotas: "Adivinhem qual delas é a fêmea?".

Tal vídeo, apesar de engraçado, certamente não era politicamente correto. Também não representa tão fielmente a realidade; de fato, há muitos homens que falam bem mais que as mulheres. Mas o vídeo aponta uma realidade de muitos casamentos: um dos maiores obstáculos a ser vencido pelos casais encontra-se na comunicação entre ambos. O casal que consegue dominar a arte da comunicação certamente sairá vitorioso.

Por que parece ser tão difícil dominar essa área? Boa parte do problema reside no fato de que as pessoas não desenvolvem a habilidade de ouvir. Pensamos em nós mesmos muito mais do que convém. A vida outrocêntrica de Jesus se manifestará também na maneira como ouvimos.

OUVIR PRIMEIRO

Ouvir constitui uma das grandes virtudes da vida cristã justamente por refletir a realidade da vida e do amor de Cristo em nós. O amor "não procura os seus interesses" (1Coríntios 13.5). Ouvir nos faz crescer em sabedoria. Ouvir é a habilidade de considerar com atenção o que o outro está dizendo sem que imediatamente tenhamos uma solução para aquilo que foi dito.

Um antigo ditado popular dizia: "Quando um burro fala, o outro abaixa a orelha". Talvez fosse melhor dizer: "Quando um burro fala, o outro pode abaixar as orelhas, porém só deixará de ser burro se *levantá-las* para atentamente ouvir o que *é dito*".

No casamento, há muitas formas de crescer, mas nenhuma delas é tão eficiente quanto ouvir com atenção o que o outro tem a dizer. Talvez vocês até achem que escutam bem o que o outro diz. Mas existe uma grande diferença entre ouvir e escutar.

Para escutar, não preciso me importar com o que o outro está falando. Escutar significa apenas emprestar o ouvido a fim de ser socialmente correto. É como estar escutando o barulho de crianças enquanto se assiste à televisão. É como ouvir música enquanto se lê um livro. Escutar não requer compreensão. É como deixar o cérebro em "ponto morto", funcionando sozinho, porém parado.

Certa vez, enquanto conversava com meu irmão, aprendi a diferença entre ouvir e escutar. Eu estava apenas "escutando-o". Estávamos no carro e falávamos (ele falava) sobre muitas coisas. Porém, por causa de algumas preocupações, meus pensamentos estavam longe daquela conversa. Para não parecer mal-educado, automaticamente balançava a cabeça de tempos em tempos, concordando com o que era dito. Ele já havia percebido que meus pensamentos estavam completamente distantes daquela conversa. Para confirmar essa percepção, ele perguntou: "Você viu a escalação do time do Santos Futebol Clube para este domingo?". Eu balancei a cabeça e respondi: "Aham!". Ele continuou: "No ataque terá Pelé, Pepe, Garrincha...". E eu respondi: "Aham!".

Isso não seria problema a não ser pelo simples fato de aqueles jogadores mencionados estarem hoje velhos ou mortos. Mesmo assim, demonstrei concordar com a informação. Após ele me chamar a atenção quanto a isso, demos boas risadas!

Alguns agem da mesma forma no casamento. Por vezes, deixam de dar atenção ao que o cônjuge está falando. Eles cordialmente emitem "Aham", balançam a cabeça concordando, mas a verdade é que não estão interessados na conversa nem dão a mínima para o que está sendo dito.

Ouvir é diferente. Envolve olhar nos olhos do outro demonstrando atenção e respeito pela pessoa e pelo que é dito. Ouvir requer foco. Requer mansidão, pois muitas vezes ouviremos críticas e descobriremos que não somos perfeitos. Quem não escuta seu cônjuge é tolo, pois ninguém mais ousaria nos dizer o que o cônjuge nos diz. "Os ouvidos que atendem à repreensão salutar no meio dos sábios têm a sua morada" (Provérbios 15.31).

PENSE PARA FALAR E FALE DEPOIS DE OUVIR

Normalmente os problemas no casamento surgem quando uma das partes começa a tecer críticas contra a outra. Que terrível tragédia quando os cônjuges, ao ouvirem algo que não lhes agrada no casamento, decidem partir para cima do outro com palavras pesadas e ofensivas, com acusações que buscam justificar-se, denegrindo a imagem ou os argumentos do outro.

Nem sempre as críticas que ouvimos terão fundamentos. Mas a sabedoria consiste em pensar a respeito daquilo que foi dito. Em oração, levamos a Deus cada uma das críticas que ouvimos e perguntamos com uma atitude desarmada: "Senhor, isso realmente procede? Acaso devo realmente mudar algo em minha vida?". Caso seja necessário, mudem. Caso não, fiquem atentos para perceber se outras pessoas talvez tenham a mesma impressão sobre vocês, mas não tiveram coragem de falar o que pensam.

A crítica que ouvimos no casamento serve como alerta, assim como a luz amarela de um semáforo em um cruzamento. Eu posso até decidir seguir em frente quando a luz amarela acende, mas, se fizer isso, devo fazê-lo com o dobro de cautela, pois estarei me expondo a um grau maior de perigo.

Por que não desenvolvemos a maturidade e o hábito de responder apenas depois de ouvir e de considerar tudo com calma? A sabedoria de dar nossa opinião somente após entendermos o que foi dito? Reagir após serenamente considerar as implicações de nossas opiniões e palavras? "Responder antes de ouvir é tolice e vergonha" (Provérbios 18.13).

Quem disse que precisamos imediatamente dar respostas aos questionamentos ou às críticas que surgem? Não somos divinos! Podemos tranquilamente dizer: "Meu bem, não sei o que dizer sobre o que você me disse, mas deixe-me pensar a respeito e o mais brevemente possível voltamos a conversar".

Muitos problemas conjugais seriam resolvidos se uma das partes dissesse: "Não há ambiente adequado para falarmos sobre isso agora. Amanhã conversaremos com mais calma". Mesmo que uma das partes fique temporariamente descontente com essa resposta, na maioria das vezes ela aliviaria a ira, a gritaria e as ofensas do calor do momento.

Casais vitoriosos sabem lidar com as questões da forma certa e no momento certo. Imaginem uma panela de pressão que está em pleno funcionamento, soltando o vapor pela válvula. Suponhamos que alguém deseje conter a pressão, fechando os orifícios. Ela irá explodir e os danos serão grandes. Deixem o calor e a pressão baixarem e, então, sentem-se para conversar.

DEZ MANDAMENTOS
DE UMA CONVERSA AMIGÁVEL

A seguir, sugerimos algumas regras que podem melhorar muito a comunicação em casa.

1. *Não usarás ironia ou sarcasmo na conversa.*
2. *Não levantarás a voz.*
3. *Não interromperás.*

    Enquanto o outro estiver falando, ouça atentamente até que termine. Talvez seja necessário anotar colocações e pensamentos que surgem durante o discurso.

4. *Não envolverás terceiros na discussão.*

    Se for necessário, busquem um mediador neutro.

5. *Não levantarás assuntos do passado nesta conversa.*
6. *Não fugirás da conversa.*

    Nunca digam: "Vou pra casa da mamãe". Adolescentes agem assim. Sejam sábios em definir a hora em que a conversa acontecerá. Não procure o marido para discutir um problema bem na hora em que ele está assistindo à disputa de pênaltis na final da Copa do Mundo. Não aborde a esposa quando ela está assistindo à série predileta dela ou ao final de um filme.

7. *Não desviarás o olhar nem a atenção do outro.*

    Dizem que os olhos não mentem. Encarem-se com amor e veracidade.

8. *Não usarás palavras ásperas, e sim, brandas.*

    John Stott sabiamente disse: "Mansidão é força sob controle, é poder revestido com docilidade". Jesus era manso e forte em suas colocações. Uma repreensão branda pode ser muito mais eficaz que uma exortação irritada e sem amor.

9. *Não ferirás o cônjuge.*

Todo diálogo deve visar aproximação e restauração.

10. *Não falarás antes de realmente entender o outro.*

Escutar primeiro, pensar no que irá falar e falar só depois de pensar não é o tipo de sabedoria que vem da noite para o dia. Ela vem de um desenvolvimento gradativo de vida cristã e de dependência de Deus. Peçam a Deus ajuda para torná-los ouvintes melhores. Quem tem ouvidos, ouça (*não só escute*) o que o Espírito diz.

UMA ORAÇÃO

Senhor, ajuda-nos a demonstrar a vida outrocêntrica de Jesus na maneira como ouvimos, falamos e pensamos antes de falar. Faz com que realmente prestemos atenção ao que o outro está falando. Abre nossos corações para dar e receber críticas de forma humilde e mansa. Usa-nos na vida um do outro para que a imagem de Cristo seja esculpida em e através de nós. Ajuda-nos a manter a calma e a dar uma resposta branda nas horas em que nos sentimos irritados e impacientes. Amém.

Perguntas para discussão

1. Dos "Dez mandamentos de uma conversa amigável", quais são os mais difíceis para vocês? Por quê? Como melhorar?
2. Em que sentido a língua é o termômetro do coração? Como revelamos quem somos pela maneira como ouvimos e falamos?
3. Como podemos melhorar nossos hábitos de comunicação como *ouvintes?*
4. Qual seria uma decisão concreta para melhorar seus hábitos de comunicação que vocês podem colocar em prática esta semana?

FALAR
PARA EDIFICAR

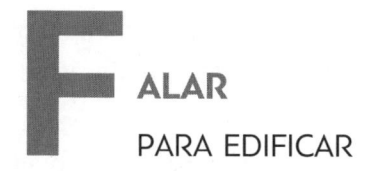

A morte e a vida estão no poder da língua;
o que bem a utiliza come do seu fruto.

(Provérbios 18.21)

O que guarda a boca e a língua
guarda a sua alma das angústias.

(Provérbios 21.23)

Certa vez, recebemos um casal de certa idade em casa. O marido tinha a reputação de ser áspero no seu falar, mas a esposa era doce e sábia. Em determinado momento, ele ficou irritado quando descobriu que ela havia esquecido de realizar uma tarefa que ele tinha pedido. Nunca nos esqueceremos da resposta dela: "Meu bem, você fala tantas coisas maravilhosas para mim durante o dia, é difícil eu lembrar de todas!". Na hora, ele murchou.

A sabedoria bíblica diz: "A resposta branda desvia o furor, mas a palavra dura suscita a ira" (Provérbios 15.1). A maioria dos problemas enfrentados pelos casais está diretamente ligada ao uso que fazem de sua língua no tratamento mútuo. Podemos ser gentis e delicados no trato com estranhos ou com pessoas com as quais não temos nenhuma afinidade, mas, à medida que adquirimos proximidade, nos tornamos mais ásperos com as palavras.

No início do relacionamento a dois, palavras doces e carinhosas, assim como a troca de elogios, são comuns. Adotamos apelidos carinhosos para adjetivar nossa relação com o outro ou até ao nos referirmos a ele: amor, mô, mozão, mozinho, tchuchuca, cute-cute, meu bem, linda, flor, estrela, vida, chuchu, anjo, princesa, rainha. O que aconteceu com essa gentil troca de palavras e adjetivos? Os anos passaram e descobrimos que, na prática, é mais fácil ferir com as palavras do que curar ou acalentar com elas. A dureza do nosso coração nos faz dar respostas atravessadas, duras e grosseiras à pessoa que mais dizemos amar. Sem tratamento, o casamento rapidamente caminhará para o distanciamento ou, pior, para a destruição.

Para salvar o casamento, é preciso que ambos tenham uma conversa franca sobre como tem sido seu diálogo no dia a dia. O casal amadurecerá quando perceber que é melhor ouvir uma crítica franca do que ficar vivendo em um ambiente marcado por intolerância, grosseria e ofensa.

Infelizmente, é muito mais fácil perceber as falhas no outro, sem, contudo, jamais admitir nossa parcela no problema. Muitos cônjuges justificam o uso de palavras duras e impensadas acusando o outro, afirmando que responderam assim porque o outro falou dessa forma primeiro.

Porém, nada justifica tal prática. Deve ficar bem claro que nós não somos fruto do meio em que vivemos. O meio em que vivemos se torna fruto de nossas atitudes. O que sai do copo quando balançado revela o que já estava dentro dele.

Alguns justificam suas palavras indelicadas dizendo: "Eu tenho sangue espanhol (ou italiano, alemão etc.) em minhas veias!". Ou dizem: "Comigo é assim, não levo desaforo!". Como é triste ver que muitos querem disfarçar o mau cheiro do pecado com o desodorante da mentira. O sangue de Jesus nos fez novas criaturas (2Coríntios 5.17). Então, por favor, não culpem sua genealogia, a TPM, a falta de sono, o cansaço ou qualquer outra coisa para amenizar o pecado da falta de domínio próprio. A falta de uma vida mais profunda com Deus nos leva a usar a voz e as palavras como armas contra nosso cônjuge.

É triste ver homens e mulheres que se afundam em aventuras fora do casamento sendo educados e gentis com seu ou sua amante. Eles se tornam poetas, mandam bilhetes, escrevem cartas, trocam palavras de amor pelo WhatsApp ou por e-mail. Os adúlteros presenteiam o outro com joias, flores e perfumes. Fazem o certo com a pessoa errada! Se tivessem tido o mesmo empenho com o cônjuge, teriam alcançado algo nobre, limpo e honrado.

Palavras e atitudes amorosas são um santo remédio para relacionamentos duradouros. Elas podem ser palavras escritas ou faladas. Coloquem um pequeno bilhete no carro, na gaveta de roupas ou na carteira, desejando um bom dia e reafirmando seu amor pelo cônjuge.

Tenham atitudes inesperadas de afeto. Que tal convidar o cônjuge para um jantar a dois, para um passeio ou cinema? Ao menos por um instante esqueçam os problemas financeiros, familiares, pessoais e invistam na vida do outro.

Alguém pode pensar: "Isso não vai adiantar!". Talvez tenha razão, mas é preciso tentar, pois pode colaborar. Não desistam na primeira tentativa. Empenhem-se, mudem. Peçam a Deus força e perseverança — qualidades importantes para todo relacionamento. Afinal de contas, "Como *maçãs* de ouro em bandejas de *prata*, assim é a palavra dita a seu tempo" (Provérbios 25.11) e "Longe de vós toda cólera, ira e gritaria" (Efésios 4.30).

UMA ORAÇÃO

Senhor, perdoa-nos pela maneira violenta e feroz com que temos utilizado as palavras em nosso relacionamento. Dá-nos domínio próprio e santifica nossas atitudes para que as palavras dos nossos lábios sejam instrumentos de edificação do nosso casamento. Cura as feridas que causamos e as que sofremos. Faze-nos sábios no falar, puros no agir, mansos no lidar. Torna-nos parecidos contigo. Para tua glória. Amém.

Perguntas para discussão

1. "A boca fala do que está cheio o coração" (Mateus 12.34). Qual o verdadeiro problema por trás de palavras ásperas, grosseiras e mal-educadas? Qual a solução?

2. Vocês já presenciaram uma situação em que uma palavra branda desviou a fúria e apaziguou uma situação? O que aconteceu? O que os envolvidos aprenderam?

3. Quais seriam os passos práticos que vocês sugeririam para um casal reverter hábitos antigos de fala rude entre eles?

4. O que fazer se um cônjuge reconhecer os pecados da língua, mas o outro não? Ou se um quiser mudar, mas o outro quiser continuar como está?

GASTAR
TEMPO JUNTOS NAS REFEIÇÕES E EM ATIVIDADES FAMILIARES

O Senhor, nosso Deus, é o único Senhor. Estas palavras [...] tu as inculcarás a teus filhos, e delas falarás assentado em tua casa, e andando pelo caminho, e ao deitar-te, e ao levantar-te.
(Deuteronômio 6.4b,6a,7)

Como diz o adesivo de carro, "Nenhum sucesso na vida compensa o fracasso no lar". Alguns dizem que dão tempo de "qualidade" ao cônjuge/à família e que isso é muito melhor do que tempo de "quantidade". Em outras palavras, dizem: "É melhor um pouquinho de tempo, mas com grande qualidade, do que bastante tempo com pouca qualidade". Embora isso possa parecer bonito, não se sustenta se aplicado à realidade da vida.

Imaginem que vocês fossem a uma churrascaria e alguém trouxesse uma enorme e suculenta peça de filé--mignon. Enquanto vocês estão salivando, o garçom corta um cubinho de 2 cm dessa peça e coloca em seu prato dizendo: "Bom apetite!". Certamente vocês diriam: "Ei! Espera aí, eu quero um pedaço maior dessa carne!". Ele, então, responderia: "Lamento! Neste restaurante zelamos por oferecer qualidade, e não quantidade". O que vocês fariam? Não tenho dúvida de que chamariam o gerente e reclamariam. Sabe por quê? Porque, nesse caso, todos concordam que quantidade e qualidade devem andar juntas.

Sejam sinceros e façam o mesmo com seu cônjuge e com seus filhos. Se for preciso ganhar menos para ter mais tempo com a família, que assim seja. Muitas vezes, menos é mais! Se for preciso mudar de profissão, mudem! Se for preciso diminuir o padrão de vida, façam isso! Se for preciso abrir mão de alguns sonhos pessoais, que seja! Só não abram mão do que têm de mais precioso: tempo com seus amados.

A Palavra de Deus nos exorta a aproveitar os momentos corriqueiros da vida — assentados em casa, levando as crianças para a escola, antes de dormir — para transmitir a Palavra de Deus aos nossos amados. Para o casal, o resgate desses momentos pode representar uma vacina contra o distanciamento conjugal também.

Vivemos numa sociedade imediatista que parece não ter tempo para nada. Tudo é urgente, tudo chama por nossa atenção. Alguns se levantam bem cedo e saem de manhã para o trabalho sem nem sequer terem tempo de tomar café com a família ou com seu cônjuge. Almoçam na rua, quando conseguem. Correm, comem mal e de forma errada. Possuem uma vida maluca e agitada. São muitos os casais que trabalham em locais diferentes, têm horários diferentes, porém têm a casa e a família em comum.

Em casa, as oportunidades simples da vida precisam ser resgatadas para a preservação do matrimônio e do convívio familiar. A hora da refeição é uma das poucas oportunidades para todos estarem sentados num mesmo local, partilhando do mesmo tempo e da oportunidade de diálogo. Devemos zelar para que existam pelo menos algumas refeições durante a semana em que toda a família se sentará junto, seja em casa, seja num restaurante.

Em alguns casos, toda a família poderá ser apenas o casal. Se eles não se esforçam para ter esse tempo juntos, um dos cônjuges sempre estará se alimentando sozinho, o que pode prejudicar o relacionamento.

Busquem encontrar na semana ou ao longo do dia uma oportunidade na qual, separados do resto do mundo, a família/casal respire apenas a atmosfera do momento. Sentados em volta da mesa, o relacionamento será muito fortalecido. Conversem sobre os sonhos do casal, sobre coisas engraçadas, sobre os projetos da família e dos filhos.

Porém, mesmo essa oportunidade rica pode ser desperdiçada se for mal utilizada. Vigiem a todo custo para que o tempo que passam juntos durante a refeição não seja utilizado para descarregar os problemas do trabalho, desabafar as crises da família, os problemas de terceiros, e, pior, para que não seja o tempo de maledicência contra outros. Assumam o compromisso de não falar mal de outros à mesa.

Deixem que os filhos cresçam vendo harmonia e alegria ao redor da mesa. Eles crescerão fortalecidos e buscarão repetir em suas famílias esse ideal. Talvez, para isso, algumas distrações devam ser removidas. Evitem fazer a refeição assistindo à televisão. Removam os celulares da mesa. Fujam da prática de cada um fazer seu prato, voltar ao quarto e assistir TV. Lembre-se de que o que estamos buscando é a aproximação do casal e dos filhos.

Se alguém perguntar se vocês querem ter tempo em quantidade ou qualidade, respondam: "Queremos os dois!".

> ### UMA ORAÇÃO
>
> *Senhor, perdoa-nos pela maneira como temos utilizado o tempo de forma individualista. Reconhecemos que precisamos mudar para que nossos relacionamentos — como casal e com nossos filhos — desfrutem de proximidade e amor. Dá-nos domínio próprio e sabedoria para que, ao redor da mesa, no carro ou em qualquer lugar, nossas atitudes promovam tua glória em nossa casa. Perdoa-nos pelas vezes que utilizamos reuniões em volta da mesa para criticar os outros. Ajuda-nos a mudar e a recuperar o tempo precioso que perdemos ao longo de todos esses anos. Faze-nos um exemplo para tua honra e glória. Amém.*

PERGUNTAS PARA DISCUSSÃO

1. Quais são os maiores "buracos negros" no universo familiar que roubam tempo de quantidade e qualidade no relacionamento conjugal e pai/filho?
2. Como manter equilíbrio no uso de aparelhos e ferramentas digitais para fortalecer a família e não a ferir?
3. Como vocês entendem o debate entre tempo de quantidade *versus* tempo de qualidade?
4. Quais são outros momentos durante o dia em que casais e famílias poderiam aproveitar melhor o tempo de forma intencional para fins edificantes? Exemplo: o tempo juntos no carro. Há outros?

HONRAR PUBLICAMENTE UM AO OUTRO

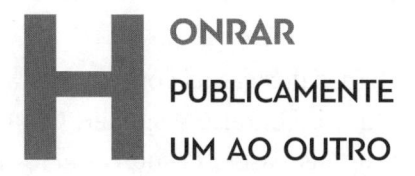

A esposa respeite ao marido.
(Efésios 5.33b)

*Maridos, [...] vivei a vida comum do lar,
com discernimento;
e, tendo consideração para com a vossa mulher
como parte mais frágil,
tratai-a com dignidade.*
(1Pedro 3.7)

Certa vez, uma esposa foi para um "acampadentro" de mulheres da igreja. Elas iriam passar a noite juntas assistindo a filmes, jogando jogos de tabuleiro e jogando conversa fora. Mas ela voltou para casa mais cedo do que era esperado. Quando o marido perguntou o porquê, ela respondeu: "Todas as mulheres estavam criticando os maridos, falando mal e realmente descendo a lenha neles". "E por que você voltou para casa?", indagou o marido. "É que eu não tinha nada a contribuir para aquela conversa!", respondeu a esposa.

Mulheres assim sabem o que significa respeitar e honrar o marido. Homens sábios fazem a mesma coisa com a esposa.

Um dos grandes problemas dos casais consiste no fato de que eles não sabem o que é honrar e respeitar. Com o passar dos anos ou, em alguns casos, desde o início do casamento, os cônjuges se atacam com palavras e atitudes que expõem de maneira vívida essa falta de respeito. Para agravar o fato, a desonra acontece muitas vezes na frente de terceiros ou em ambientes públicos, fazendo com que o erro tome proporções bem maiores.

Quantos cônjuges gostam de falar às pessoas o quanto seu companheiro é chato, desordeiro ou preguiçoso. Gostam de apontar as falhas cometidas pelo cônjuge no presente e no passado. Insistem em fazer piadas às custas do outro.

Deus chama as esposas a respeitarem seus maridos (Efésios 5.32). Ressalta repetidas vezes que o marido deve tratar a esposa com dignidade, consideração e honra (1Pedro 3.7). O marido, em Cântico dos Cânticos, elogia a nobreza (de caráter) e a beleza (física) da esposa repetidas vezes, em público e de forma particular. A esposa faz o mesmo ao longo do livro. O marido da mulher virtuosa de Provérbios 31.10-31 não contém sua alegria ao refletir sobre a bênção de ser casado com uma pessoa tão digna:

> Levantam-se seus filhos [da mulher virtuosa] e lhe chamam ditosa; seu marido a louva, dizendo: Muitas mulheres procedem virtuosamente, mas tu a todas sobrepujas. Enganosa é a graça, e vã, a formosura, mas

a mulher que teme ao Senhor, essa será louvada. Dai-lhe o fruto das suas mãos, e de público a louvarão as suas obras (Provérbios 31.28-31).

Em hipótese alguma devemos falar a terceiros (filhos, parentes, amigos, pais) as fraquezas do outro. Essa é uma das formas mais comuns de desonrar o cônjuge. Alguns são capazes de falar publicamente de pecados e lutas que o cônjuge enfrenta a fim de mostrar como ele é inferior.

O casal jamais deve contrariar um ao outro publicamente. Se quiser manifestar contrariedade, faça-o de maneira respeitosa, mas em particular. A exceção a isso aplica-se somente em casos em que contrariar publicamente seja realmente necessário em vista de uma situação inevitável de pecado.

Apesar de a desonra ao cônjuge por meio da língua ser uma das mais comuns, existem outras inúmeras formas de desonra. Certa vez, ouvi a história de um casal cujo marido insistia para que cada membro da família apagasse as luzes dos cômodos durante o dia, desligasse a TV quando não tivesse ninguém assistindo e usasse o chuveiro com sabedoria para evitar desperdícios financeiros. Ele queria ensinar sobre economia e a boa mordomia dos recursos naturais. Como não concordava com isso, a esposa elaborou uma "bela" estratégia. Para evitar as brigas e mostrar ao marido que o honrava, combinou com os filhos que tudo poderia ficar como antes, mas, cinco minutos antes de o marido chegar em casa, ela lhes ordenava que apagassem todas as luzes, a TV e os chuveiros. Assim, seu marido se sentiria respeitado em suas orientações. Ela realmente estava honrando a ele? Claro que não! Apenas fingia isso! E, pior, ensinava seus filhos a agir da mesma forma.

Algumas formas comuns de desonrar o outro também são:

- Comprar roupas, sapatos, utensílios, equipamentos sem informar o outro.
- Emprestar dinheiro ou o cartão de crédito sem a aprovação e o conhecimento do outro.
- Não valorizar a cansativa rotina dos afazeres domésticos de um dos cônjuges.
- Não ajudar nos afazeres da vida comum do lar.
- Vestir-se de maneira comportada perto do cônjuge e de maneira vulgar longe dele.
- Gastar mais tempo com amigos, jogos, academia, lazer do que com o cônjuge.

Talvez na sua família existam outras situações que produzem tristeza e desonra. Seria muito salutar, no momento oportuno, conversar sobre elas para que sejam mudadas.

Assim como existem formas de desonrar, também existem formas simples de honrar o cônjuge. Uma delas é quando carregamos em nosso dedo o sinal do pacto contraído perante Deus e os homens. O uso da aliança é uma das formas de honrarmos o cônjuge. Quando um terceiro colocar os olhos em nós, ele precisa saber que estamos em aliança com alguém. Talvez exista alguma razão que impeça a pessoa de usar a aliança em sua mão. Nesses casos, o casal deve buscar uma forma de manifestar perante a sociedade que existe uma aliança entre eles.

Para honrar o cônjuge, devemos mostrar respeito, atenção, carinho, consideração, e isso somente será alcançado quando nos empenharmos pedindo a ajuda do Criador nesse projeto.

Vocês falam bem do seu cônjuge pública e particularmente? Fazem questão de reconhecer o esforço dele com gestos de gratidão? Encorajam seus filhos a fazerem o mesmo?

Honrar ao outro é mostrar respeito, cordialidade e amor de forma pública e privada no casamento.

UMA ORAÇÃO

Senhor, perdoa-nos pelas vezes que, querendo ou não, nos desonramos mutuamente. Perdoa-nos também pelas vezes que fizemos isso na ausência um do outro. Sabemos que essas atitudes, às vezes, foram por raiva e, outras vezes, em tom de brincadeira e em comentários que pareciam inofensivos. Agora entendemos nosso erro e vemos claramente o que esperas de nós. Queremos mudar, mas sabemos que não podemos sem a tua graça e ajuda. Ensina-nos a agir de forma honrosa para que todos percebam que a imagem de Cristo está sendo formada em nós. Queremos honrar a ti, honrando um ao outro. Amém.

Perguntas para discussão

1. De que maneiras práticas os cônjuges podem honrar um ao outro pública e particularmente?
2. Como os cônjuges acabam desonrando um ao outro, mesmo de forma sutil e/ou não intencional?
3. Como lidar com defeitos no caráter do cônjuge? Respeitar e honrar necessariamente significam passar por cima dessas falhas? Como lidar biblicamente com esse fato?
4. Alguns cônjuges não gostam de atenção pública. Como evitar expô-los ao mesmo tempo que trabalhamos para que se sintam honrados?

INVESTIR NA HIGIENE E NA APARÊNCIA

Como és formosa, querida minha, como és formosa!
Os teus olhos brilham. Os teus cabelos são ondulados.
Teus dentes [brancos] são como ovelhas.
(CÂNTICO DOS CÂNTICOS 4.1,2)

Quanto melhor é o teu amor do que o vinho, e o aroma dos teus unguentos do que toda sorte de especiarias!
(CÂNTICO DOS CÂNTICOS 4.10)

O seu falar é muitíssimo doce; sim, ele é totalmente desejável.
(CÂNTICO DOS CÂNTICOS 5.16a)

No relacionamento íntimo entre Salomão e a sulamita em Cântico dos Cânticos, a apreciação mútua do casal *cresce* ao longo do relacionamento. Esse fato se percebe comparando o início do relacionamento com um momento posterior. Na noite de núpcias, o noivo faz *sete* elogios à beleza da sua noiva. Mais tarde (e depois de terem passado por um momento de atrito e conflito, junto com o perdão), ele elogia *dez* aspectos da sua nobreza e da sua beleza.

Infelizmente, o oposto acontece com muitos casais. Na época de solteiro, investem caro para andarem cheirosos e perfumados. Afinal de contas, rapazes ou moças com um "cheirinho" desagradável não teriam a menor chance de conquistar a pessoa amada.

Havia também a preocupação com o hálito, pois os apaixonados sempre carregavam no bolso uma bala, já que uma conversa mais próxima era a intenção, e o hálito vencido poderia impedir isso. Já as mulheres andavam sempre de cabelos lavados com xampus e condicionadores muito cheirosos, com unhas impecáveis e com perfumes escolhidos a dedo.

Homens e mulheres se casam com príncipes e princesas, mas com o passar dos anos o príncipe encantado volta a ser sapo, ou pior, uma besta-fera.

O que será que acontece com os relacionamentos quando eles se concretizam? Parece que mulheres e homens (principalmente os homens) perdem a noção de uma boa higiene. Ao se tornarem donos do coração da amada, em vez de nutrir um ambiente romântico e estimulante, eles se transformam em verdadeiros "ogros" em pleno século 21.

Como esperam nutrir na esposa amada um desejo de intimidade legítima e pura com esse tipo de conduta? Vale a pena levantar uma questão, ainda que apenas a título de reflexão: quem é que compra seus perfumes (se tiver!)? Você ou sua esposa? Talvez alguns pensem: "Eu não ligo para essas coisas e deixo que ela escolha para mim". Embora não seja errado ter a ajuda dela, sua atitude também pode demonstrar que, para você, tanto faz o aroma que está exalando.

É bem provável que alguns maridos nem percebam que algo está faltando se a esposa deixar de comprar desodorante e perfume para eles. Talvez fosse cômico, mas não, é trágico. Normalmente o marido mais desleixado é aquele que espera ser mais desejado por sua esposa.

- Suas roupas íntimas são adequadas, novas e limpas, ou são velhas, esburacadas, usadas até se tornarem trapos, cheias de remendos?

    Talvez sua casa seja daquelas em que cuecas e meias velhas se tornam panos de chão. Normalmente o marido deseja e até cobra que a esposa use lingeries bonitas, atraentes e novas, mas anda pela casa sujo, com trapos amarrados a seu corpo. E ainda assim acha que a esposa deve achá-lo "o lindão"! Ora, tenha santa paciência! E ai da esposa que decidir jogar fora os trapinhos dele.

- Vocês cortam as unhas, aparam os pelos do corpo, do nariz e da orelha?

    Alguns homens param de cortar as unhas, aparar pelos nasais e auriculares. Tornam-se desleixados com os dentes, o hálito, a barba, o bigode e o cabelo. Há ainda aqueles que parecem não saber mais o que é usar um bom xampu e condicionador. E outros até se orgulham em dizer: "Isso é tudo frescura. É coisa de maricas!". Será? Claro que não! Isso é sabedoria.

Precisamos lembrar de cuidar dos pelos que crescem por *todo o corpo*, inclusive os da região pubiana. Também é preciso ressaltar que não é errado um homem ter barba, cavanhaque e bigode. O errado é ter e não cuidar. Se não consegue cuidar, é simples: não tenha! Sempre que possível, visite o espelho. Embora isso normalmente seja um problema maior para os homens, as mulheres também devem atentar para não desenvolver barba e bigode.

- Seus dentes estão em bom estado? Vocês se preocupam com a higiene bucal?

O bem-estar de seus dentes, naturais ou não, é importante. Não descuidem, visitem um dentista periodicamente. Façam uso de produtos disponíveis no mercado. Não se tornem monstros com aliança no dedo. Cuidem para não ter mau hálito. Zelem para que nos momentos de intimidade do casal seu hálito seja agradável e bom. Isso faz parte do trabalho de se manter um ambiente romântico. Ter pastilhas, balas e spray podem ajudar na intimidade do casal.

Não pensem: "Quem me ama tem de me amar do jeito que eu sou". Voltem a ser o que foram no namoro: um príncipe e uma princesa. O Shrek e a Fiona são legais e engraçados apenas no desenho animado. Na vida real, eles são destrutivos.

Mantenham uma aura de mistério no casamento. Não usem o banheiro com a porta aberta, pois, embora isso possa mostrar intimidade, pode também diminuir o interesse mútuo. Mulheres, lembrem-se de que os maridos são seres visuais, assim, eles guardam com mais facilidade aquilo que veem e escutam.

Os filmes e as novelas mostram casais que, ao chegarem da rua, sujos, deitam-se para ter um momento íntimo; também mostram casais feridos que trocam beijos de amor em meio a sangue, suor, graxa e poeira. Aquilo é plástico! Na vida real, a higiene é importante para que o tempo seja proveitoso aos dois. Uma dica para você nunca errar: tomem banho antes de se entregar ao seu cônjuge. Intimidade com limpeza promove amor e romantismo.

Matem o Shrek e a Fiona que há em vocês e sejam felizes. Na perversidade do mundo, a figura do amante é sempre a de uma pessoa com bom papo, com roupas limpas, educado, perfumado, gentil. Não permitam que alguém desse tipo roube sua esposa ou seu marido. Cuidem melhor de si e vocês estarão cuidando também do seu casamento. Tragam um frescor de vida a seu relacionamento.

Uma oração

Senhor, ajuda-nos a encontrar equilíbrio no cuidar tanto do caráter como da aparência. Que a beleza exterior reflita a nobreza de caráter interior. Que o outrocentrismo de Jesus caracterize a maneira pela qual cuidamos da nossa higiene, sem nos tornarmos vaidosos. Amém.

PERGUNTAS PARA DISCUSSÃO

1. Por que muitos deixam de se cuidar ao longo do casamento? O que esse fato pode refletir a respeito do coração? Quais os perigos?

2. Leia 1Pedro 3.1-4, 1Timóteo 2.9 e Provérbios 31.21,22. Como manter equilíbrio entre uma preocupação apropriada com a aparência física e o foco maior nas virtudes de um caráter cristocêntrico?

3. Se estiverem em um grupo pequeno, dividam-no entre homens e mulheres e respondam à pergunta: "O que você acha deselegante (ou até repulsivo) nas atitudes de um cônjuge?". Depois, sem "entregar" ninguém, compartilhem as respostas entre si.

4. Como projeto de estudo, leia o livro de Cântico dos Cânticos e note como o modelo de amor verdadeiro desenvolve a apreciação mútua. Quais lições podemos extrair disso? Anote tudo o que perceber no livro sobre higiene conjugal.

_____
_____
_____

JOGAR FORA AS MÁGOAS E O RANCOR

> *Não se ponha o sol sobre a vossa ira, nem deis lugar ao diabo. [...] Longe de vós toda amargura, e cólera, e ira, e gritaria, e blasfêmias, e bem assim toda a malícia. Antes, sede uns para com os outros benignos, compassivos, perdoando-vos uns aos outros, como também Deus, em Cristo, vos perdoou.*
>
> (Efésios 4.26b,27,31,32)

Muitos casais se ferem e tropeçam em seus relacionamentos por causa das mágoas. Certa vez, alguém disse que guardar mágoas é como tomar veneno, cruzar os braços e esperar seu inimigo morrer. Só que quem morre é você!

Infelizmente, muitas vezes esquecemos que não somos sempre vítimas das ofensas de outros, inclusive das do nosso cônjuge. Também somos os ofensores. No entanto, a tendência humana é desejar misericórdia para si mesmo e justiça para os outros (veja Tiago 2.13).

A dura realidade é que a família se assemelha a uma toca de porcos-espinhos. Quanto mais se aproximam uns dos outros, mais alfinetadas levam. A intimidade implica vulnerabilidade. Se todos nós somos pecadores, e se pecadores fazem uma coisa com regularidade — pecar —, e se o pecado dói, chegamos a uma conclusão desafiadora: se não aprendermos a lidar com a dor do pecado, nossos relacionamentos serão destinados ao fracasso![1]

Palavras duras causam um tremendo estrago emocional e relacional no casamento. Mas a graça e a misericórdia deveriam ter um papel fundamental no estabelecimento da paz e da restauração do casal. Porém, infelizmente, na prática não tem sido assim. A dureza do coração de quem ofende não é diferente da do coração ofendido. Pois a dureza que fere é a mesma que se nega a perdoar.

O problema não é a falta de tentativa de restauração. Mesmo após um pedido de perdão por parte do ofensor, às vezes o cônjuge ofendido abre um arquivo mental que registra hora e data da ofensa recebida, com um rótulo em destaque: "Usar no futuro, quando necessário". Mais tarde, num exercício espetacular de recuperação de dados, e diante de uma situação bem parecida com a do passado, a mente vasculha os arquivos, localiza a pasta mencionada e descobre que essa não foi a primeira vez que tal coisa aconteceu. Então surge a terrível frase: "Eu sabia, você nunca muda mesmo...", ou "Eu tinha certeza de que você faria isso de novo". Esse tipo de papo é responsável por inúmeros casos de divórcio e de distanciamento conjugal.

---

[1] David J. Merkh. *Comentário bíblico: Lar, família e casamento.* São Paulo: Hagnos, 2019, p. 473.

O arquivo da amargura e do rancor se assemelha a uma praga no jardim do casamento. Ele não precisa ser regado nem receber a luz do sol para crescer, pois, tal como a erva daninha, se alastra por cada pequena brecha, enraizando-se imperceptivelmente a ponto de estrangular até o que for saudável na vida conjugal. Sufocando as flores do jardim do amor, raízes de amargura se aprofundam no coração, atormentam a mente dos casais e colocam um contra o outro.

Como é triste ver casais juntos há décadas que relembram ofensas sofridas no início da vida conjugal. Quanta amargura ficou guardada nos corações? Após esse tempo, a amargura não é mais uma pequena erva daninha, mas uma árvore imensa que produz os amargos frutos da separação e da dor. Precisamos mais do que nunca aprender a amar e a perdoar as ofensas praticadas contra nós. Por quê? Porque isso é o que o amor verdadeiro faz:

> O amor é paciente, é benigno; o amor não arde em ciúmes, não se ufana, não se ensoberbece, [...] não se exaspera, não se ressente do mal; [...] tudo sofre, tudo crê, tudo espera, tudo suporta (1Coríntios 13.4,5b,7).

Quando as mágoas surgirem como pragas em seu coração, não as cultive. Mate-as com o mais poderoso pesticida que existe: o amor. Por nós mesmos, será uma tarefa impossível. Por isso, o apóstolo Paulo nos convoca a jogar fora as mágoas e o rancor porque primeiro fomos perdoados por Deus em Cristo Jesus (cf. Efésios 4.31,32). Para isso, é necessário fazer o que alguns têm chamado de "pregar o evangelho para si mesmo". Ou seja, nessas horas, precisamos ensinar as verdades do perdão de Deus que recebemos em Cristo Jesus, renovando a mente quanto às ofensas que cometemos contra um Deus santo e ao perfeito perdão que Ele nos concedeu. Só assim poderemos perdoar as ofensas daqueles que nos machucaram.

Talvez vocês se perguntem: "Como faço para lidar com as ofensas que sofri?". Disso trataremos mais adiante. Por ora, nossa tarefa consiste em decidir fechar o arquivo das mágoas e entregar a Deus as chaves.

UMA ORAÇÃO

Senhor, perdoa-nos por ter guardado mágoas no coração. Ensina-nos a perdoar de coração, com base no perdão que já recebemos de ti. Que o amor de Cristo inunde nosso coração para tratar com misericórdia e graça aqueles que nos machucaram, inclusive um ao outro. Amém.

PERGUNTAS PARA DISCUSSÃO

1. Avaliem esta declaração: "Mágoas normalmente se experimentam não com pessoas distantes ou anônimas, mas, sim, com pessoas outrora íntimas". Vocês concordam? Por que *sim* ou *não*?

2. Não devemos perdoar por amor a nós mesmos, mas como resposta ao evangelho e ao perdão que já recebemos em Cristo Jesus. Mesmo assim, há benefícios pessoais quando largamos as mágoas e perdoamos de coração. Quais são alguns desses benefícios?

3. Avaliem esta declaração: "O arquivo das mágoas é responsável por inúmeros casos de divórcio e de distanciamento conjugal".

4. Como vocês aconselhariam alguém que está lutando para se livrar das mágoas?

LIVRAR-SE DAS DÍVIDAS A TODO CUSTO

O rico domina sobre o pobre, e o que toma emprestado é servo do que empresta.

(Provérbios 22.7)

A ninguém fiqueis devendo coisa alguma, exceto o amor.

(Romanos 13.8)

O número de divórcios tem crescido assustadoramente no Brasil e no mundo. Muitas são as razões que as pessoas apresentam para esse forte e triste crescimento. Porém, uma das grandes razões são os conflitos existentes entre os casais pela falta de recursos financeiros para manterem o casamento.

Muitos casais estão fortemente endividados por conta do mau planejamento e da má administração empregados ao matrimônio. Isso, por diversas vezes, começa antes do casamento. As festas de casamento produzidas hoje, por si sós, já podem custar uma pequena fortuna.

Essas são dívidas que começam a existir antes até de o casal formalizar a união. Quantos são os recém-casados que mal voltaram da lua de mel e encontram faturas se acumulando. Fora isso, o casal irá gastar com moradia nova, mobília e muito mais. Alguns iniciam a vida atolados em financiamentos que vão de vinte a trinta anos, sem saber se o casamento irá durar dois ou três anos.

Quando a vida real começa e os *flashes* do casamento caem no esquecimento, os conflitos surgem. O potencial de conflito iniciará tão logo chegarem as contas de aluguel, financiamentos, IPVA, seguro, luz, água, internet, celular, convênio médico, cartão de crédito, plano odontológico, supermercado e combustível. Muitos relacionamentos sucumbem ao poderio devastador dos gastos fixos e dos eventuais.

Muitos casais iniciam o relacionamento apenas numa esfera de romantismo, o que, em si, não é errado. Errado é acreditar que dá para viver apenas de amor. Infelizmente, o banco, as administradoras de cartão de crédito ou os credores em geral não aceitam amor como forma de pagamento.

Apresentamos aqui alguns princípios simples que podem ajudar os casais em suas crises financeiras presentes ou futuras.

1. Honrem a Deus com as primícias
(Provérbios 3.9,10)

Como já vimos, o casal sábio investe naquilo que é eterno: a pessoa de Deus, a Palavra de Deus e o povo de Deus. Nenhuma inflação pode roubar o que é depositado nos céus (Mateus 6.19-21).

Invistam na manutenção da obra de Deus onde vocês estão sendo alimentados espiritualmente (Gálatas 6.6). Esse deve ser sempre o primeiro item da partilha dos recursos da família. Alguns talvez digam: "A igreja em que estou não é bíblica". Sendo isso verdade, encontrem, então, um local em que o verdadeiro povo de Deus esteja servindo, e façam sua parte. Invistam na obra de Deus, pois o resultado é de valor incalculável. Não falamos de legalidade no dízimo, pois os crentes não estão mais debaixo da lei. O casal deve junto contribuir com amor, voluntariedade e generosidade.

Além de sustentar a obra de Deus no âmbito local, a Bíblia nos desafia a investir em missões e em missionários (Mateus 10.40-42; Filipenses 4.19; 3João). Pensem na possibilidade de "adotar" missionários, ofertando mensal e fielmente àqueles que levam o evangelho até aos confins da terra.

Também invistam parte do orçamento no crescimento espiritual de sua família: retiros de casais e de famílias, retiros espirituais, livros, cursos de treinamento ministerial e teológico e muito mais.

2. Não procurem atingir o mesmo padrão de vida de seus pais no início do casamento

Não queiram iniciar a vida de vocês possuindo tudo aquilo que seus pais demoraram vinte anos para conquistar. Alguns pais têm, cada um, o próprio carro, e os filhos se acham no direito de ter também. Recém-casados querem uma enorme TV de "X" polegadas, iPhones de última geração, internet rápida e móveis caros iguais aos que os pais têm.

Lembrem-se de que os pais conquistaram o que têm hoje ao longo de uma vida. Não pensem que vocês merecem o mesmo nos primeiros anos de casamento.

3. Não gastem mais
nem tudo que recebem

Quantos casais desrespeitam esse princípio e fazem o orçamento familiar da seguinte forma: "Se eu e minha esposa ganhamos R$ 4.000,00 e o limite do cartão de crédito é de R$ 2.000,00, então temos R$ 6.000,00 para gastar por mês". Isso é errado! Essa matemática ruim levará ao inevitável endividamento. E, para piorar o quadro, a vida a dois é cheia de imprevistos e surpresas que geram custos inesperados: consertos do carro, remédios, multas, entre outros.

Procurem manter os gastos do casal em 70% das entradas em conjunto. Se conseguirem viver somente com o salário de um dos cônjuges e pouparem o que o outro ganha, melhor ainda. Assim, haverá recursos para investir e estruturar a vida sem estresse.

Dívida é o grande destruidor dos casamentos. Começa pequena e devagar, como uma bola de neve, e, antes que percebam, o casal só fala (e briga) sobre finanças.

O cartão de crédito tem grande utilidade para quem sabe usá-lo. Mas, como alguns conselheiros financeiros avisam, a primeira vez que não conseguem pagar a fatura, cortem o cartão! Os juros cobrados deixarão vocês presos de forma sutil, mas real. Prefira sempre o cartão de débito pelo simples motivo de que, se não há dinheiro na conta, o banco não aprova a transação. Tomem muito cuidado com o cheque especial, reservando-o apenas para eventuais emergências.

Procurem pagar as contas à vista e pleiteiem descontos por isso. Façam um orçamento familiar que leva em conta todos os gastos mensais e anuais. Incluam itens muitas vezes esquecidos como presentes, passeios e lazer. Não vão ao mercado com fome; evitem ir ao shopping em épocas de datas comemorativas; fujam das chamadas "promoções". Só comprem o que for necessário.

4. Não calcem o sapato de outros

Não permitam que o padrão de vida dos seus amigos, irmãos, tios, primos e cunhados influenciem vocês. Se não podem frequentar aquele tipo de restaurante, não há problema algum em procurar outro mais barato, ou não ir. Mais importante do que aquilo que os outros pensarão sobre vocês, se não forem a determinado lugar, é o que dirão de vocês quando não puderem saldar os seus compromissos.

Não se iludam com o consumismo do mundo: um tênis bonito, roupa de grife, um carro zero. Esposa, você não precisa ter um tipo de sapato para cada blusinha do guarda-roupa. Não precisa comprar um novo vestido a cada casamento que vai, mesmo se for madrinha! Marido, você não precisa ter o melhor smartphone que existe, o melhor laptop, o melhor som. Fujam desse modelo tolo e enganador. Com pequenas atitudes de sabedoria, o casal aprenderá a rejeitar o padrão plástico que o mundo quer impor nas pessoas. Não deixem que as propagandas ditem seu estilo de vida.

5. Cuidado com o que não é seu

O cheque especial e o limite do cartão de crédito podem dar a ilusão de que vocês têm um saldo admirável disponível em sua conta. Mas esse dinheiro não lhes pertence!

Há uma enorme diferença no mercado financeiro entre poupar R$ 100,00 e dever R$ 100,00! No atual sistema tributário e financeiro no Brasil, se um correntista tiver depositado R$ 100,00 na poupança de qualquer banco há dez anos, contando os juros de 0,5% ao ano, teria hoje na conta o valor de R$ 181,93.

Se esse mesmo correntista tivesse sacado R$ 100,00 no cheque especial do mesmo banco e no mesmo dia, dez anos atrás, com juros a 6% ao mês, teria hoje uma dívida de R$ 108.818,75!

O cheque especial é bom, mas apenas para o banco. Aprendam isso!

6. Sejam transparentes e cúmplices

Como casal, tenham tudo em comum, mas principalmente a conta corrente. Façam isso para que exista transparência e facilidade de controle. Se as finanças forem separadas, é bem possível que o coração de vocês também será.

Salvo em raras exceções, não deve existir após o casamento o "seu" ou "meu", mas só o *nosso*.

Tudo que ganharem é do casal/família, mesmo que um dos cônjuges não trabalhe. O rendimento obtido por um será dos dois. Ambos devem ter acesso ao que entra e ao que sai mensalmente no orçamento familiar. Quando for possível, envolvam os filhos na conversa para que eles aprendam a lidar com planejamento e com orçamento familiar.

Façam isso tanto na escassez como na abundância. Assim, haverá amadurecimento do lar. Se seguirem esses princípios, haverá maior chance de obterem sucesso e harmonia duradoura no casamento.

> ### UMA ORAÇÃO
>
> Senhor, ajuda-nos a ser mordomos fiéis dos recursos que nos concedeste. Queremos honrar-te com as primícias da nossa renda, investindo no que é realmente duradouro. Livra-nos da cobiça, da avareza e da dívida. Concede-nos sabedoria nos investimentos, simplicidade no viver e generosidade no compartilhar. Amém.

PERGUNTAS PARA DISCUSSÃO

1. Em quais as áreas vocês tendem a gastar mais do que devem? Como fechar esse buraco no orçamento familiar?

2. Dos princípios apresentados aqui, qual representa o maior perigo para sua vida financeira familiar? Qual representa a área mais forte em seu lar?

3. Vocês têm dívidas? Sabem o valor exato delas? Têm um plano para liquidá-las? (Uma observação: na nossa experiência, as pessoas não sabem o total exato das suas dívidas quando questionadas. Quando põem tudo na ponta do lápis, elas descobrem que devem *o dobro* do que imaginavam.)

4. Se você fosse acrescentar mais alguns princípios financeiros para a lista anterior, quais seriam?

_____
_____
_____
_____
_____

MANIFESTAR O OUTROCENTRISMO DE CRISTO

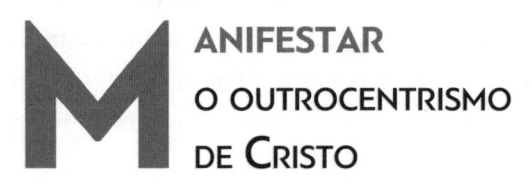

*Pois o próprio Filho do Homem não veio
para ser servido, mas para servir e dar
a sua vida em resgate por muitos.*

(MARCOS 10.45)

❖

*Estou crucificado com Cristo; logo, já não
sou eu quem vive, mas Cristo vive em mim;
e esse viver que, agora, tenho na carne,
vivo pela fé no Filho de Deus, que me
amou e a si mesmo se entregou por mim.*

(GÁLATAS 2.19,20)

❖

*Nada façais por partidarismo ou vanglória,
mas por humildade, considerando cada um
os outros superiores a si mesmo. Não tenha
cada um em vista o que é propriamente seu,
senão também cada qual o que é dos outros.*

(FILIPENSES 2.3,4)

Certa vez, levamos a família para um shopping no qual o parque de diversões era enfeitado com lindas palmeiras plantadas em canteiros rasos. Por um instante admiramos as folhas limpas e lindas, quase sem defeito daquelas palmeiras. Até que caiu a ficha: aquelas palmeiras jamais enfrentaram nem um ventinho contrário. Nunca passaram por uma tempestade. Sua vida boa é incapaz de aguentar a menor das adversidades.

Muitos casais se casam esperando a vida de palmeira de shopping: tudo tranquilo, sem problemas, sem vento, sem chuva.

Mas a vida não é assim. Desde o momento em que a tempestade do pecado invadiu o Paraíso, casais lidam com a realidade de furacões ameaçando seu relacionamento. Mas, se há uma vantagem em tudo isso, é o fato de que a nossa fé se fortalece nas tempestades da vida, quando as nossas raízes como casal se entrelaçam no solo da graça de Cristo. Carregamos as cicatrizes, sim, mas elas representam provas de uma fé real num Deus real.

O autor Gary Thomas, em seu livro *Casamento Sagrado*, observa:

> Casamentos cristãos fortes ainda serão atingidos por raios — tentações sexuais, problemas de comunicação, frustrações, expectativas não realizadas —, mas, se o casamento é abundantemente regado com um inabalável compromisso de agradar a Deus acima de tudo, as condições não serão propícias para o incêndio devastador que segue o raio. [...] Se não houvesse uma colisão entre a Índia e a Eurásia, não haveria o Himalaia.

Nossas colisões do casamento podem criar relacionamentos de beleza.¹

Quando uma tempestade se aproxima, as pessoas correm rapidamente para encontrar abrigo. Nada neste mundo pode dar mais estabilidade em tempos adversos que a fé centrada em Cristo.

Quando o casal se une em fé, ele partilha de aspectos do casamento que jamais seriam experimentados de outra forma. A fé leva os cônjuges a abrirem mão de caprichos e de preferências pessoais em prol do reino de Deus e de sua elevada tarefa.

O casamento unido em fé e centrado em Jesus exibe as virtudes de Cristo. O "cristocentrismo" no casamento leva ao "outrocentrismo" na vida, fazendo com que cada um se preocupe mais com os interesses do outro do que com os seus. Para o casamento cristão ser um sucesso, o outrocentrismo de Cristo precisa nortear todos os relacionamentos.

Podemos resumir a lógica bíblica do outrocentrismo no lar da seguinte maneira:

1. O casamento cristão deve glorificar a Deus.
2. Glorificamos a Deus quando nos parecemos com Cristo.
3. Parecemos com Cristo quando vivemos uma vida outrocêntrica.

---

1 Gary Thomas. *Casamento sagrado: e se o objetivo de Deus para o casamento, mais do que nos fazer felizes, for nos tornar santos.* Curitiba: Evangélica Esperança, 2013, p. 41, 142.

4. Logo, quando nosso casamento é outrocêntrico, glorificamos a Deus.

Ou seja, o casamento cristocêntrico é um para o outro e ambos para Deus!

O outrocentrismo de Cristo manifesta-se em muitas áreas do casamento, mas podemos destacar quatro:

1. Na *comunicação*, quando cada um se preocupa em entender o que o outro realmente está dizendo.
2. No *conflito* conjugal, quando cada um está disposto a reconhecer seus erros e pedir perdão.
3. Nos *papéis no lar*, quando estão empenhados em melhor servir ao outro e não a si mesmo.
4. Na *sexualidade*, quando a desfrutam visando o prazer e a realização do outro antes dos seus.

Muitas famílias se ajuntam em frente da televisão e outras ao redor de jogos, trabalho, hobbies, comida e lazer. Não há nada errado com isso, mas não é suficiente para fazer com que o casal se fortaleça para as tempestades conjugais. Eles precisam de um porto seguro mais confiável, que é uma vida conjugal e familiar centrada em Cristo.

Casais unidos em Cristo vão juntos à igreja, buscando estimular na vida do outro o crescimento espiritual ensinado pelas Escrituras. Conversam sobre o que estão aprendendo na Bíblia juntos. Oram juntos e um pelo outro. Eles não se envergonham em compartilhar fraquezas e pecados mutuamente, pois sabem que encontrarão apoio e compreensão. Eles leem livros que estimulam a vida cristã, compartilhando experiências e descobertas das Escrituras.

Infelizmente, mesmo os casais que vislumbram casamentos como "palmeiras no shopping" acordarão algum dia diante da dura realidade: as tempestades virão! Somente aqueles casais cujas raízes vão fundo no solo da graça e do amor incondicional de Cristo terão condições de resistir. Esses casais sairão das crises ainda mais fortes quando manifestarem o outrocentrismo de Cristo em seu lar.

Uma oração

Senhor, prepara-nos para as tempestades inevitáveis da vida. Faz a vida outrocêntrica de Cristo brilhar em e através de nós. Une-nos ainda mais nas tempestades da vida. Faz nossa identidade ser formada não pelas circunstâncias ou pelo desempenho, mas pela graça que nos foi concedida na cruz de Jesus. Ensina-nos a buscar mais o interesse do outro do que o nosso. Fortalece-nos para sairmos mais fortes das tempestades da vida. Amém.

Perguntas para discussão

1. Quais evidências indicam que muitos casais esperam que o casamento seja como a "palmeira no shopping"?
2. Quais são alguns dos benefícios para o casal que passa pelas tempestades da vida apegado a Cristo?
3. Avaliem esta declaração: "O 'cristocentrismo' no casamento leva ao 'outrocentrismo' na vida". O que isso quer dizer? Vocês concordam?
4. Façam uma lista de atitudes e ações que demonstram egocentrismo e cristocentrismo em várias esferas: na igreja, no lar, no trânsito, na comunidade e no serviço.

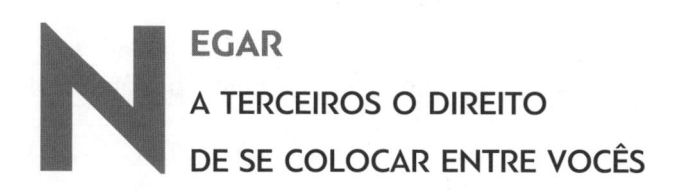

NEGAR A TERCEIROS O DIREITO DE SE COLOCAR ENTRE VOCÊS

Por isso, deixa o homem pai e mãe e se une à sua mulher, tornando-se os dois uma só carne.
(GÊNESIS 2.24)

O meu amado é meu, e eu sou dele.
(CÂNTICO DOS CÂNTICOS 2.16A)

O poeta e compositor Vinicius de Moraes cunhou a expressão infame "amor infinito enquanto dure" em sua poesia ironicamente intitulada "Soneto de Fidelidade":

[Que] Eu possa me dizer do amor (que tive):
Que não seja imortal, posto que é chama
Mas que seja infinito enquanto dure.[1]

A ironia do poema deve-se, em parte, ao fato de seu compositor ter se casado não menos de oito vezes.

---

1 Vinicius de Moraes. *Antologia poética*. Rio de Janeiro: Editora do Autor, 1960, p. 96.

Infelizmente, algo ou alguém se intrometeu nesses relacionamentos, apagando a chama do amor.

Será que foi amor mesmo? Veja o contraste com a descrição do amor verdadeiro, segundo o Cântico dos Cânticos:

> As muitas águas não poderiam apagar o amor, nem os rios, afogá-lo; ainda que alguém desse todos os bens da sua casa pelo amor, seria de todo desprezado (Cântico dos Cânticos 8.7).

Desde o início da criação, o amor conjugal foi feito por Deus para ser como a chama olímpica. Inextinguível. Compromissado. Inseparável. Indissolúvel. Ou seja, nada e ninguém pode nem deve se intrometer na união conjugal feita para espelhar a *imago Dei* (Gênesis 1.26,27). A unidade em diversidade do casal casado reflete a glória do relacionamento intratrinitariano do Pai, Filho e Espírito Santo.

Um dos ataques mais ferozes do inimigo de Deus mira o relacionamento conjugal como reflexo dessa imagem. Satanás faz tudo o que é possível para separar o casal, desfigurando e sujando o espelho dessa glória. Sempre que algo afasta marido e mulher e se torna o centro do lar, o diabo alcança seu objetivo. Tudo que ameaça a unidade do casal é uma aberração da imagem de Deus!

Quais são algumas dessas ameaças que podem se infiltrar no relacionamento a dois? Podemos listar: internet e mídias sociais; videogames; compras; futebol e esportes; TV; amigos(as); hobbies; ministério; pais; filhos.

Podemos entender o que frequentemente acontece a partir do exemplo dos filhos. Lares em que há o chamado filhocentrismo fazem com que as crianças sejam o centro de tudo. Os pais sempre fazem a vontade dos filhos. Estes definem os passeios da família, o cardápio do almoço, o local das férias, o tipo de lazer da família. O filhocentrismo existe onde os filhos não escutam um "não" de seus pais, pois tal atitude poderia, segundo os pais, causar algum tipo de trauma emocional.

Nesses lares, os filhos crescem como verdadeiros reis, ou até mais, como pequenos "deuses", cujas vontades precisam ser satisfeitas a qualquer custo. Esses lares desequilibrados são os mais propensos a sofrerem a chamada "síndrome do ninho vazio" quando os filhos se casam e seguem a vida.

Quando isso acontece, muitos casais descobrem que são verdadeiros estranhos vivendo debaixo de um mesmo teto. Eles não se conhecem mais. O que aconteceu? Eles se afastaram um do outro por causa de terceiros que entraram entre eles.

Qual a resposta? Negligenciar os filhos? Abandoná-los? Terceirizar sua criação? Longe disso! Para manter o relacionamento conjugal forte e central no lar, não é necessário expulsar as crianças, mas recebê-las como membros bem-vindos ao círculo familiar. Jesus e sua Palavra constituem o centro, os pais são unidos e os filhos são acrescentados ao redor do círculo.

O que acontece com os filhos também acontece com outros "ídolos do coração". Deus fez o casal para deixar pai e mãe e unir-se um ao outro, "tornando-se os dois uma só carne" (Gênesis 2.24). Pelo texto bíblico, entendemos que a união entre marido e mulher é mais forte que o elo genético/biológico que une pais e filhos. Por isso, os casais precisam defender o relacionamento conjugal a qualquer preço.

Alguns princípios fundamentais podem ser aprendidos aqui. Deixar pai e mãe significa deixá-los em pelo menos três esferas:

1. Deixem-nos geograficamente

Não é aconselhável que filhos casados morem na mesma casa ou no mesmo local de seus pais ou sogros. Embora isso seja possível em casos excepcionais, deve ser por um breve tempo.

Seria aconselhável que o casal recém-casado tivesse seu próprio espaço longe da tentação de voltar frequentemente à casa de seus pais. Isso facilitaria em muito a adaptação entre o casal e evitaria a fiscalização de terceiros sobre como anda a vida a dois.

2. Deixem-nos emocionalmente

O casal precisa aprender a confiar um no outro em todas as esferas. O marido é chamado para proporcionar felicidade à esposa no primeiro ano do casamento como precedente para o resto da vida (Deuteronômio 24.5).

Se um ou outro sempre corre para mamãe ou papai, será difícil estabelecer esses elos emocionais. Não saia procurando seus pais por qualquer problema que surgir.

Um dos grandes problemas entre alguns casais é o de levar os problemas privados do relacionamento a dois para amigos próximos, irmãos, pais e sogros. O problema se agrava quando envolve pais e sogros. Com isso, esses terceiros são convidados direta ou indiretamente a interferir no casamento dos filhos.

Como consequência, esses terceiros julgam ter adquirido o direito de tomar partido de um lado ou de outro e de interferir nos conflitos conjugais presentes e futuros. O perigo dessa atitude é que o casal não aprende a resolver as crises por si só, mas depende sempre de terceiros para resolvê-las.

Uma situação que também acontece com certa frequência é que, após o problema ter sido resolvido entre o casal, alguns familiares continuam magoados com aquele que entendem ser o responsável pela questão já solucionada.

Não coloquem os problemas de seu casamento no "tribunal do júri" de sua família ou de terceiros. Isso é errado! Protejam o casamento de vocês desse perigoso desvio. Digam não à intromissão de terceiros. Se for preciso, busquem a ajuda de um conselheiro bíblico.

3. Deixem-nos financeiramente

Quando nos casamos, precisamos caminhar com nossas próprias pernas. Não casem imaginando que terão uma conta corrente conjunta com seus pais ou sogros. Vivam com seus recursos. Ocasionalmente, e caso queiram, podem ainda aceitar a ajuda espontânea dos pais. Mas não devem ficar solicitando essa ajuda e nem depender dela.

Pais precisam ser sábios, pois, ainda que sejam abastados, devem resistir à tentação de resolver todos os problemas dos filhos. Um velho ditado diz que é melhor ensinar alguém a pescar do que dar o peixe pronto. Pais sábios procuram ensinar os filhos a pescar.

Resumindo, não permitam que qualquer terceiro tome o lugar central no relacionamento conjugal. Deixem claro para seus filhos, pais, sogros, irmãos, primos, tios e amigos que é o cônjuge que tem a prioridade na vida um do outro. Nunca deem a outros a atenção devida ao cônjuge. Não permitam também que sua vida seja pautada pela opinião alheia. Mas atenção: isso não significa deixar de pedir conselhos e considerar os que recebe.

Será um passo importante em direção a um amor eterno, que realmente dura.

Uma oração

Senhor, ajuda-nos a defender nosso relacionamento contra qualquer intruso que possa nos afastar um do outro. Faz nossa amizade crescer ao longo dos anos. Que outros possam ser encorajados e edificados pelo nosso lar. Que a unidade em diversidade que caracteriza a própria Trindade seja refletida em nosso lar. Amém.

Perguntas para discussão

1. Quais as provas culturais e sociais de que muitos relacionamentos hoje se baseiam na frase "Que amor seja infinito enquanto dure"?

2. Quais são alguns dos "terceiros" que facilmente ocupam o centro da vida conjugal?

3. Quais são as provas de que o "filhocentrismo" tomou conta do lar? Como evitar isso ao mesmo tempo que damos a devida atenção aos filhos e às suas necessidades?

4. Até que ponto é necessário o casal deixar os pais geográfica, emocional e financeiramente? Há exceções? Quando? Como?

_____
_____
_____
_____
_____

ORAR JUNTOS E UM PELO OUTRO

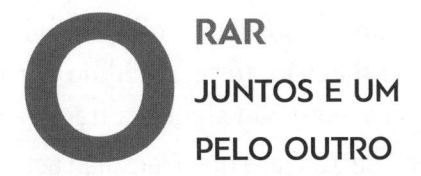

> *Orai sem cessar.*
> (1 TESSALONICENSES 5.17)

> *Orai uns pelos outros.*
> (TIAGO 5.16)

> *Maridos, vós, igualmente, vivei a vida comum do lar, com discernimento; e, tendo consideração para com a vossa mulher como parte mais frágil, tratai-a com dignidade, porque sois, juntamente, herdeiros da mesma graça de vida, para que não se interrompam as vossas orações.*
> (1 PEDRO 3.7)

Uma das principais áreas de reclamação de esposas cristãs é que os maridos (mesmo que cristãos) nunca oram com elas. Alguns estudos apontam que mais da metade dos pastores nunca ora com sua esposa. O que está acontecendo? Por que essa relutância em praticar uma disciplina cristã tão fundamental em conjunto?

Pode ser que muitos homens deixem a desejar nessa prática por medo de parecerem indefesos, fracos ou vulneráveis. Alguns foram criados com o estereótipo de que o homem precisa ser machão, forte, decidido e inabalável. Mas orar com a esposa não significa fraqueza!

O texto de 1Pedro 3.7 deixa claro que Deus não aceita a oração do homem rude, áspero, que trata sua esposa (a filha do Rei) com desdém, falta de consideração ou ignorância. Ter as orações "interrompidas" literalmente significa que elas são "cortadas". Pode se referir ao fato de que um marido insensível não teria a "cara de pau" para orar com a esposa depois que a tratou de forma grosseira. Mas provavelmente vai além disso: Deus não quer nem ouvir a voz de um homem assim.

Orar implica abrir-se de verdade. Orar significa assumir e lutar contra o pecado. Orar nos torna humildes, nos traz para o lugar onde todo crente deveria permanecer: aos pés do Criador.

Como casal, orem juntos, orem sozinhos, orem um pelo outro, orem diariamente. Cubram suas vidas com esse diálogo que vem e vai até o céu. Talvez vocês pensem que orar seja difícil. Mas orar é simples, embora requeira disciplina. Quando entendemos que Deus já sabe do que precisamos, entendemos que orar é desenvolver nosso relacionamento com Ele.

Embora possa parecer simplório, podemos afirmar que tudo poderia ser resolvido por meio da oração e da dependência de Deus. Quantos problemas poderiam ser evitados se os casais simplesmente respeitassem e buscassem esse modelo para seu casamento?

Orar juntos não é uma fórmula mágica, mas é um santo remédio para destruir a arrogância, pois orar implica partilhar as lutas, as fraquezas, os fracassos. Orar significa pedir socorro. É admitir que não se pode ou não se sabe lidar com determinadas situações. O casamento feliz é aquele que pode experimentar uma cumplicidade a ponto de partilhar os medos mais profundos.

Teríamos realmente coragem de conhecer os dilemas do coração do outro? Firmeza para olhar nos lugares escuros da alma da pessoa que amamos?

Certa vez, ouvimos um casal que tinha esse nível de maturidade e coragem. Quando estavam juntos para prestar contas e orar, a esposa perguntava ao marido: "Amor, eu gostaria de orar por você. Há alguma tentação na área sexual que você tem enfrentado? Na agitação do dia de hoje, você foi ou sentiu-se atraído por alguma pessoa do outro sexo?".

Essas perguntas fariam muitos maridos estremecer. Porém, o marido em questão, sabia que sua esposa não estava fazendo joguinhos com ele nem estava testando sua fidelidade. Ele sabia que sua esposa realmente o amava e tinha consciência das tentações que ele, como homem, enfrentava todos os dias.

Mas é preciso que haja maturidade espiritual de ambos, já que essa pergunta e outras parecidas podem ser feitas aos dois. Ouvir a inevitável verdade de que maridos e esposas são tentados nessa área pode fortalecer o casamento de uns e abalar o de outros. O casal sábio saberá compartilhar suas lutas mais pessoais, levando-as para o trono da graça.

Se, ao compartilhar suas lutas mais profundas, o cônjuge passar a ser atacado e acusado, ele jamais voltará a dar acesso aos lugares secretos do seu coração. Se não orarem juntos por questões mais íntimas do coração, o casal deixará de experimentar o verdadeiro compartilhar de alma que Deus deseja no casamento e na oração.

Orar não é ficar falando sem parar. Muitas vezes orar significa calar-se, permitir que Deus fale através da Palavra e responder em fé. Assim como não se aprende a dirigir lendo o manual do carro nem a cozinhar só lendo a receita, não se aprende a orar lendo livros ou ouvindo palestras sobre o assunto. Aprende-se a orar orando.

Oremos juntos. Oremos um pelo outro. Oremos sem cessar.

Uma oração

Senhor, ensina-nos a orar! Ajuda-nos a abrir nosso coração para ti e um para o outro para experimentarmos uma intimidade profunda como casal e contigo. Tira de nós a indiferença espiritual, a vergonha, o egocentrismo e a covardia, para orarmos juntos e um pelo outro de forma consistente. Amém.

Perguntas para discussão

1. Quais fatores impedem que muitos casais orem juntos? Como superar alguns desses obstáculos?
2. Por que parece ser mais fácil orar com outras pessoas e não com o cônjuge?
3. Como um casal poderia se disciplinar para orar junto com mais frequência?
4. Em que sentido a oração do casal — desde que não seja legalista ou um ato meramente "religioso" — pode servir como termômetro da saúde espiritual do casamento?

PEDIR E CONCEDER PERDÃO QUANDO ERRAREM

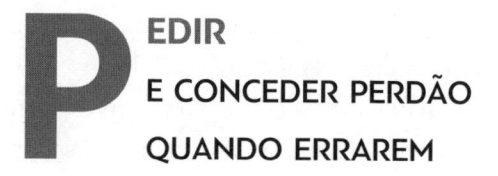

> *Se, pois, ao trazeres ao altar a tua oferta, ali te lembrares de que teu irmão tem alguma coisa contra ti, deixa perante o altar a tua oferta, vai primeiro reconciliar-te com teu irmão; e, então, voltando, faze a tua oferta.*
>
> (MATEUS 5.23,24)

> *Antes, sede uns para com os outros benignos, compassivos, perdoando-vos uns aos outros, como também Deus, em Cristo, vos perdoou.*
>
> (EFÉSIOS 4.32)

Diz o ditado: "Errar é humano; perdoar é divino". Por isso, podemos dizer que perdão é a marca de grife do cristão. Somente os perdoados conseguem perdoar, baseados no perdão que primeiro receberam em Cristo Jesus.

Há algum tempo, li uma história que ilustra a necessidade de perdão em nossos relacionamentos:

> Conta-se a história de um toureiro em luta mortal contra um touro na Espanha. Durante a tourada, o toureiro

sentiu-se mal. Teve tonturas e precisou se sentar, em plena vista do touro furioso. Mas, ao contrário do que se esperava, o touro — que tinha sido gravemente agredido pelo próprio toureiro ao longo desse "espetáculo" — parou diante dele e, para surpresa geral, ficou simplesmente olhando-o. Foi como se sentisse compaixão pelo seu companheiro de lutas. Enquanto isso, a equipe conseguiu resgatar o toureiro do perigo.[1]

Seria tão bom se nossas famílias fossem assim!

Todos somos passíveis de errar. O que precisamos saber é como reagiremos contra o ofensor. Embora não seja verdade, é dito que os homens já nascem com um defeito de fabricação, com um defeito genético que os impede de dizer duas frases: "Me perdoe" e "Eu te amo". Como é difícil encontrar homens que peçam perdão por seus erros! Mas não são só os homens que precisam se humilhar pedindo perdão. Ninguém gosta disso. Pensamos que isso nos torna inferiores. Todavia, o que ocorre é outra coisa: isso nos torna pequenos, mas Cristo, grande! Deus derrama sua graça sobre os humildes, mas resiste aos soberbos (Tiago 4.6; 1Pedro 5.5). Peçam perdão quando errarem, aceitem o fato de que não somos perfeitos; humilhem-se.

Muitas famílias fogem do pedido de perdão dizendo um simples: "Desculpe!". "Desculpas" servem quando o erro cometido não foi intencional. Eu esbarro em alguém e digo "Desculpe, foi sem querer!". Mas, quando ofendo

---

1 Extraído do livro *101 ideias de como papariciar seu marido*, de David J. e Carol Sue Merkh (São Paulo: Hagnos, 2014, ideia 70).

alguém, desculpas não são aceitáveis; devo pedir perdão. Enquanto a primeira atitude apenas oferece uma verbalização de que não houve intenção na ação praticada, a segunda reconhece a culpa e busca obter do ofendido o perdão esperado.

Perdão nos faz reconhecer que houve um pecado e que somos responsáveis por ele. Perdão não permite esquivas, mas nos faz assumir definitivamente a culpa. Pedir perdão nos humilha, mas essa humilhação também serve como antídoto contra futuros pecados.

Pode ocorrer que o pedido de perdão surja, porém a liberalidade do perdão por parte do outro, não. O que fazer diante dessa situação? Nossa responsabilidade é pedir perdão, admitindo o erro e mostrando arrependimento verdadeiro pelo que foi feito, mas a reação do outro ficará a critério dele. Lembrem-se de que tanto o pedido de perdão como a concessão devem ser tão rápidos quanto possível (Efésios 4.26,27).

Nenhum casamento sobrevive ao perverso estilo de humilhar o outro com frases e pensamentos do tipo: "Você diz que está arrependido, agora vai ter que sofrer pra obter meu perdão!" ou "Você acha que é só pedir perdão e tudo fica bem? Não, não é tão fácil assim!". Há pessoas que acham que o cônjuge deve rastejar, sofrer, ralar para ser digno de receber perdão. Perdão deve ser oferecido gratuitamente.

Quando perdoamos alguém, as feridas abertas pelo erro não cicatrizam instantaneamente. Há pessoas que acham que, após pedir perdão, a ofensa evapora. Seria ótimo se fosse assim, mas no mundo real não é. O perdão conjugal deve ser dado imediatamente, porém o processo de restauração da confiança e do relacionamento pode levar e geralmente leva mais tempo.

Alguns acreditam no mito do "perdoar é esquecer", ou seja, uma espécie de amnésia imediata. Perdão não implica necessariamente em esquecimento, mas em deixar de tratar a outra pessoa conforme a ofensa cometida. Quando Deus "esquece" os nossos pecados, Ele não deixa de ser onisciente, mas não nos condena segundo nossos pecados merecem (Hebreus 10.17; Salmos 103.10-12).

Quando eu era adolescente, meu irmão, alguns amigos e eu brincávamos dentro de uma casa que meus pais estavam construindo. As paredes do imóvel estavam todas revestidas com chapisco de concreto. Enquanto brincávamos, alguém empurrou meu irmão e ele bateu o antebraço na parede, ferindo-se com um corte. Por causa de um problema de cicatrização, formou-se uma marca elevada no lugar do ferimento.

Já se passaram trinta anos desde o ocorrido. A vida continuou. Ele perdoou o amigo que lhe causou o ferimento e, nos anos seguintes ao incidente, inúmeras vezes se divertiu com ele ao se reencontrarem. Deram boas risadas, lembraram-se de muitas aventuras. Ele já o perdoou. Isso não significa que ele esqueceu, pois, toda vez que olha para o braço, a cicatriz o faz relembrar do que aconteceu, mas isso não o leva a novamente acusar o amigo perdoado ou a brigar com ele.

Quantas brigas entre casais incluem frases como estas: "Você não muda mesmo!" ou "Eu sabia que você faria isso de novo!". Os cônjuges desenterram a roupa suja do passado. Aplicam o tratamento do silêncio como disciplina. Alguns usam até o sexo como arma para castigar o outro. Essas atitudes infantis e diabólicas (porque o diabo é o maior acusador do universo) surtirão efeito: o da completa destruição do casamento!

Quando for necessário pedir perdão, chamem um ao outro e, olhando-se nos olhos, peçam perdão com sinceridade. Não é necessário pedir perdão repetidas vezes pelo mesmo erro, uma vez que o perdão já foi concedido. "Se possível, quanto depender de vós, tende paz com todos os homens" (Romanos 12.18).

Após pedirem perdão, sigam em frente com respeito e consideração. Tenham paciência, seja você o ofendido, seja o ofensor. Deem-se tempo para lidar com a situação. Não se cobrem nem se acusem. Não pressionem. Respeitem-se!

Mesmo que o erro seja culpa dos dois, peça, cada um, perdão pela parte que lhe cabe, sem cobrar que o outro faça o mesmo. E, em hipótese alguma, ao lidar com pedidos de perdão, façam acusações do tipo: "Eu errei nisso, mas você também errou nisso e naquilo!".

Ao pedir perdão, trate cada um apenas do próprio erro e pecado. Deixe o outro fazer uma autoavaliação e chegar ao arrependimento do que fez. Talvez, em outra oportunidade, seja necessário chamar o cônjuge para tratar do erro dele. Mas jamais o faça no momento que o procura para pedir perdão.

Uma família que experimenta a graça do perdão experimenta também os benefícios dele, tornando-se um lar sólido, maduro, harmonioso, compreensivo e amoroso. Nesse tipo de ambiente, raízes de amargura não crescem. Nele, não há espaço para a arrogância de se achar perfeito ou irrepreensível. Nele, os filhos crescem desfrutando da bela lição de que pares imperfeitos podem se amoldar um ao outro pelo perdão e pela graça.

Errar é humano; perdoar é divino — e também humano, quando os perdoados por Cristo Jesus perdoam uns aos outros: "perdoando-vos uns aos outros, como também Deus, em Cristo, vos perdoou" (Efésios 4.32).

> ## Uma oração
>
> *Senhor, perdoa-nos por tantas vezes que deixamos de pedir e conceder o perdão. Faz essa marca, que caracteriza tua pessoa, ser refletida também em nossas vidas. Livra-nos das mágoas, do ressentimento, do desejo por vingança. Ajuda-nos a não tratar a pessoa perdoada como talvez mereça, mas com tua graça e misericórdia.*
> *Amém.*

Perguntas para discussão

1. Em que sentido o perdão constitui a marca do verdadeiro cristão?
2. De que maneiras os cônjuges punem um ao outro depois de uma ofensa?
3. Devemos perdoar alguém que não pediu perdão?
4. A concessão do perdão automaticamente significa que todo relacionamento deve voltar a ser o que era antes da ofensa? Quais seriam as exceções? Onde entra a sabedoria divina ao proteger pessoas de outras ofensas?

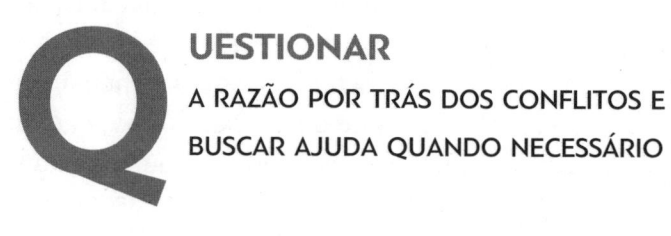

QUESTIONAR
A RAZÃO POR TRÁS DOS CONFLITOS E BUSCAR AJUDA QUANDO NECESSÁRIO

Como águas profundas são os propósitos do coração do homem, mas o homem de inteligência sabe descobri-los.

(Provérbios 20.5)

Na multidão de conselheiros há segurança.

(Provérbios 11.14b)

Instrui-vos e aconselhai-vos mutuamente em toda a sabedoria.

(Colossenses 3.16)

De onde procedem guerras e contendas que há entre vós? De onde, senão dos prazeres que militam na vossa carne?

(Tiago 4.1)

Aconteceu de novo. Mais um casal, que todos achavam ser "aquele casal" quase perfeito, está se separando. Eles participavam do ministério de casais da igreja. Dirigiam um grupo pequeno de estudo bíblico. Aconselhavam e mentoreavam outros casais que passavam por dificuldades. Mas hoje estão irredutíveis: vão se divorciar. A razão? São muitas, mas a principal, pelo menos na superfície, é a de que o marido foi pego num caso extraconjugal. A esposa não aceitou sua suposta confissão de arrependimento. Eles se recusam a conversar com o pastor da igreja. Eles se afastaram dos amigos e parentes. E todo mundo pensa: "Como tudo isso aconteceu?".

Embora não seja sempre o caso, muitos casais deixam que os problemas normais da vida a dois se acumulem ao longo dos anos. Pequenos deslizes nunca são resolvidos a contento. Rixas do passado são trazidas à tona anos depois. Ninguém poderia imaginar o que está acontecendo por trás das portas fechadas, porque sempre aparecem em público com suas máscaras. Pior, não buscam ajuda, pois, afinal, são tidos como modelo para outros casais.

Já vimos que casamentos perfeitos não existem. O que existe são casamentos imperfeitos que enfrentam dificuldades como qualquer outro, só que lidam com os atritos de forma diferente. Eles conseguem questionar e identificar a raiz dos conflitos conjugais que surge no coração de cada um.

Tiago 4 aponta para a origem dos conflitos entre nós: o egoísmo e o orgulho que dominam nosso coração e causam brigas. Queremos o que queremos e, quando alguém (por exemplo, o cônjuge) bloqueia nosso desejo, a guerra começa.

Casais bem-sucedidos respondem algumas perguntas-chave ao questionar seus próprios corações:

- O que eu desejo tanto que fico com raiva quando não recebo?
- Por que estou disposto a pecar contra meu cônjuge para receber o que tanto quero?
- Quais são os ídolos do meu coração aos quais sirvo a ponto de desobedecer a ordens bíblicas claras?

Em vez de examinar a fonte dos conflitos, casamentos doentes vivem de aparências, preocupando-se muito com o que pais, sogros, filhos, amigos e irmãos vão pensar sobre eles e pouco com o que Deus pensa. Assumem uma atitude plástica e vivem como manequins numa vitrine, mostrando o que não são de fato. Deixam de experimentar uma intimidade baseada no amor incondicional de Cristo, que nos liberta para sermos autênticos. Em vez de viver uma identidade em Cristo que pede e concede perdão, varrem as ofensas e os conflitos para debaixo do tapete, até que um dia a montanha de sujeira fique impossível de não ser notada.

Esses são casamentos cujos cônjuges há muito tempo não têm mais diálogo nem respeito um pelo outro. Alguns chegam a se destratar, a dormir em quartos separados, como estranhos debaixo do mesmo teto. O frescor do amor, jurado diante de testemunhas no altar matrimonial, foi abandonado. Eles sofrem em silêncio e dor, mas lutam para que ninguém saiba disso.

Casais bem-sucedidos pedem ajuda quando não conseguem resolver seus problemas sozinhos. Procuram um conselheiro *bíblico*, que dará conselhos sadios com o objetivo de tratar o problema, em vez de usar apenas métodos paliativos para amenizar a dor momentânea. Eles tratarão as raízes do conflito, expondo, assim, os ídolos do coração e apontando para a única solução, que se encontra na cruz de Cristo e em seu perdão.

Nunca é tarde demais para pedir ajuda! O ideal é que o pedido por ajuda parta do líder do lar, o homem. Infelizmente, muitos homens relutam para expor seus problemas e buscar ajuda. Se o marido não o fizer, talvez a esposa tenha de buscar ajuda em fontes confiáveis e confidenciais.

Conselhos para a estruturação do casamento não sairão de uma roda de amigos após um jogo de futebol. Não virão de revistas em mesas de consultórios médicos nem das inúmeras conversas do salão de cabelereiro ou manicure. Eles não sairão da novela das oito nem dos programas de auditório das tardes da semana. Desses lugares sairão confusão, desorientação e morte. Se há esperança para o casamento — e há! —, ela estará naquele que instituiu a família e o matrimônio. Essa orientação virá de Deus e de sua Palavra: "Se, porém, algum de vós necessita de sabedoria, peça-a a Deus, que a todos dá liberalmente e nada lhes impropera; e ser-lhe-á concedida" (Tiago 1.5).

Façam uma análise sincera do seu casamento. Perguntem-se: Precisamos de ajuda? Existe aqui algum problema que não conseguimos resolver? Existe alguma coisa com a qual evitamos lidar, pois trará discussão? Existem assuntos proibidos em nosso relacionamento?

Muitas vezes, o problema não está entre o casal, mas em terceiros e na influência deles sobre o lar. Seja como for, não há vergonha em procurar ajuda para seu casamento. Mesmo os lares mais perfeitos aos seus olhos e os casais que vocês têm como referencial passam por problemas e desafios. Todos precisam questionar a raiz dos problemas e procurar ajuda para solucioná-los.

> ## Uma oração
>
> Senhor, usa a tua Palavra para fazer nosso casamento ser cada vez melhor. Ajuda-nos a nos humilharmos, a fim de questionarmos as raízes por trás dos conflitos e a fim de buscarmos ajuda quando não conseguirmos resolver os problemas por nós mesmos. Faz com que vivamos a nossa verdadeira identidade em Cristo, sem nada a ganhar, nada a perder, nada a provar. Que isso nos leve a ser humildes, pedindo e concedendo perdão quando necessário. Amém.

PERGUNTAS PARA DISCUSSÃO

1. Vocês já foram surpreendidos pela notícia de que um querido casal-modelo estava se separando? O que aconteceu?
2. Por que os casais são tão relutantes em buscar ajuda para conflitos que não conseguem resolver sozinhos?
3. Se um cônjuge não quer buscar ajuda para uma situação problemática no lar, o que o outro deve fazer?
4. Qual a importância de procurar conselheiros *bíblicos* quando o casal enfrenta problemas?

RENOVAR AMIZADE E ROMANTISMO AO LONGO DO CASAMENTO

*Beija-me com os beijos de tua boca; porque
melhor é o teu amor do que o vinho.*
(CÂNTICO DOS CÂNTICOS 1.2)

*Tu és toda formosa, querida minha,
e em ti não há defeito.*
(CÂNTICO DOS CÂNTICOS 4.7)

A metamorfose faz com que larvas feias e limitadas se transformem em lindas borboletas por meio de um processo secreto e silencioso. Quando menos se espera, aparece a borboleta, voando nas alturas com asas que resplandecem e refletem a beleza do sol.

Infelizmente, muitos casamentos enfrentam uma metamorfose às avessas.

Durante os anos de namoro, o casal se parece com duas lindas borboletas voando em um campo de flores. Tudo é lindo e romântico. O rapaz consegue ficar horas conversando ou trocando mensagens com a amada. Ela, por sua vez, abre mão de projetos pessoais e até do sono para dialogar só um pouco mais com o amado. Flores, bilhetinhos, bombons são trocados. Tudo para agradar a escolhida ou o escolhido. Raras são as discussões ou os desentendimentos.

O rapaz marca um encontro e chega à casa da namorada com muita antecedência para levá-la ao cinema. Ela, por sua vez, está atrasada, ainda fazendo chapinha, retocando pela enésima vez a maquiagem. Mas ele pacientemente espera sem reclamar. Olha para o relógio e vê que faltam só 15 minutos para o início do filme, mas "e daí? O que importa é estar com ela!".

Finalmente a amada surge, toda produzida, e pergunta: "Oi, amor! Demorei?". Ele, com um sorriso nos lábios, com paciência e educação, diz: "Quase nada! O que importa é que você está linda!".

Ele a segura pela mão, abre gentilmente a porta do carro e busca ser o mais romântico e agradável possível. Ele a leva a restaurantes caros, mas não reclama do preço. E sabe por quê? Ele mesmo diz: "Por que eu a amo!".

Eles se casam e o tempo passa. Alguns anos depois, no aniversário de casamento, eles decidem comemorar. Lá está ele no sofá, enquanto ela, como sempre, está atrasada fazendo chapinha e retocando a maquiagem. Ele grita da sala:

— Vai demorar muito?

— Já vou, querido! — ela responde.

— Se for para sair atrasado eu prefiro não ir!

— Tô terminando. Calma!

Quando finalmente ela aparece na sala, ele diz:

— Que demora, hein? Por que demorou tanto?

— Você não tá vendo por quê? O que você achou do cabelo? — ela pergunta.

— Tá bom assim, pra mim tá tudo igual! — ele diz.

Eles saem, sem ele abrir a porta do carro. Em vez disso, reclama que a esposa bateu a tal porta com força. No trajeto, conversam sobre aonde ir. Ela diz: "Vamos naquele mesmo restaurante que você me levou no nosso primeiro encontro?". Ele responde: "Lá não, é muito caro! Que tal comermos esfirra ou pastel?".

Infelizmente, essa é a metamorfose às avessas. Como se duas borboletas se tornassem larvas.

Como evitar essa evolução invertida no romantismo do casal? Não existe nenhuma fórmula, mas encontramos algumas dicas nos mesmos passos que Jesus recomendou à igreja de Éfeso, que havia perdido seu "primeiro amor" por Ele. Jesus chama a igreja a lembrar-se do passado, arrepender-se e voltar à prática das primeiras obras (veja Apocalipse 2.1-7).

O manual bíblico do amor conjugal, Cântico dos Cânticos, revela o perigo quando o rotineiro rouba o romantismo no dia a dia do casal (Cântico dos Cânticos 5.1ss.). Em meio ao ativismo e à mesmice da vida familiar, o casal facilmente esquece de valorizar o relacionamento a dois. Mas não tem de ser assim. Como em Cântico dos Cânticos, pela graça de Deus, o casal consegue voltar à prática das primeiras obras. No pleno amadurecimento de um amor outrocêntrico, o casal provavelmente não experimentará aquele surto de hormônios do namoro e noivado. Mas sua apreciação mútua se aprofundará para níveis mais íntimos e pessoais.

Para esse fim, busquem não perder o carinho e o cuidado de um para com o outro. Mantenham o romantismo vivo. Troquem presentes sem necessariamente ser uma data especial. Façam isso porque o outro é especial. Façam juntos as coisas que apreciavam no início do casamento — os carinhos, as surpresas, os pratos deliciosos, os passeios. Envie flores ao trabalho dela. Convide-a para jantar a sós. Andem de mãos dadas. Elogiem-se mutuamente. Digam "Obrigado" e "Por favor". Sejam amáveis e gentis.[1]

Não importa quanto tempo esse processo de distanciamento tenha durado, façam cada um a sua parte, e vocês verão a chama do romantismo dar sinais de vida. Isso não acontece da noite para o dia nem deve ser feito buscando retribuição. Façam por amor ao outro. Esse "outrocentrismo" é a essência do amor de Cristo em nós.

Promovam e provoquem o interesse do outro (Filipenses 2.1-4). Criem um ambiente propício ao romantismo. Isso implica atitudes de privacidade. Evitem andar despidos na frente do outro desnecessariamente, para que haja um clima de descoberta e sedução saudável no casamento. Até mesmo coisas simples, como usar o banheiro, podem destruir o romantismo. Utilizá-lo com a porta aberta, para alguns, pode ser sinal de intimidade, mas essa intimidade pode minar pouco a pouco o

---

[1] Para mais ideias, veja os livros *101 ideias de como paparicar seu marido* e *101 ideias de como paparicar sua esposa*, de David J. e Carol Sue Merkh (São Paulo: Hagnos, 2014).

romantismo entre vocês. Fechem a porta do banheiro e abram as portas do coração.

Comprem roupas pensando no outro, perfumes que agradem ao outro. Evitem andar desleixados, mesmo na intimidade da casa. Camisetas, cuecas, peças íntimas rasgadas ou antiquadas (surradas) em nada contribuirão para o romantismo entre vocês.

Lembrem-se de que mesmo que o conteúdo seja bom, a embalagem também conta. Vocês comprariam uma revista rasgada? Uma lata de refrigerante amassada pode ter seu conteúdo intacto, mas ninguém a comprará. Embalagem e conteúdo precisam estar de acordo. Mas jamais se esqueçam: conteúdo é superior e mais importante que a embalagem (veja 1Pedro 3.3,4; 1Timóteo 2.9).

Esforcem-se incansavelmente para voltarem a ser borboletas; voltem-se para as flores da vida. Para isso, cultivem o romantismo e a amizade no casamento.

UMA ORAÇÃO

Senhor, não permitas que nosso amor se esfrie. Renova em nós a paixão um pelo outro, de forma profunda e outrocêntrica. Não permitas que o rotineiro roube de nós o romantismo. Dá-nos as condições necessárias para investir em nossa amizade com tempo de quantidade e qualidade. Amém.

PERGUNTAS PARA DISCUSSÃO

1. Dizem que o "hormônio do amor" (aquele associado à paixão) dura, no máximo, um ano. Muitos vivem sua vida romântica trocando de parceiros, em busca desse efeito hormonal. Como o amor verdadeiro transpõe os hormônios? Até que ponto devemos renovar o amor repetindo os atos do passado, da era da "paixão"?

2. O amor maduro deve crescer em outrocentrismo. Leiam Filipenses 2.1-4. Quais seriam as maneiras de buscar os interesses do outro acima dos nossos no dia a dia da vida matrimonial?

3. Leiam Cântico dos Cânticos 5. Qual a causa de conflito entre Salomão e a sulamita? Como foi resolvido? (Note a renovação da apreciação da amada pelo amado a partir do desafio das amigas no versículo 9.)

4. Listem outras maneiras práticas de o casal renovar seu "primeiro amor".

SIMPATIZAR COM AS OPINIÕES (CONTRÁRIAS) DO OUTRO

Não é bom que o homem esteja só;
far-lhe-ei uma auxiliadora que lhe seja idônea.
(GÊNESIS 2.18B)

Certa vez, Henry Ford disse: "Se duas pessoas sempre concordam, então uma delas é desnecessária!". Infelizmente, muitas pessoas casam-se esperando encontrar alguém que simplesmente carimbe suas santas e invioláveis opiniões. Mas o brilho do casamento reside em sua capacidade de unir pessoas diferentes, com dons, talentos, habilidades e opiniões distintas, num mesmo time.

As diferenças fortalecem a união, assim como a diversidade genética fortifica uma espécie. Quando espécies biológicas se encontram isoladas, seja numa ilha deserta, seja num vale isolado, a falta de diversidade no código genético eventualmente culmina em fraqueza, doença e extinção. Precisamos da diversidade para fortalecer a união.

Esta fórmula matemática define o ideal do casamento:

$$1 + 1 > 2$$

A união de duas vidas, cada uma trazendo perspectivas, opiniões, experiências e talentos diferentes, criará uma soma maior que suas partes. Foi por isso que Deus nos criou *macho e fêmea*.

Quando tentamos anular as diferenças, sufocar as opiniões divergentes, passar por cima dos palpites do outro, acabamos diluindo o impacto do lar para o reino de Deus.

Teremos uma grande luta pela frente para realmente simpatizar com opiniões contrárias e respeitá-las. Gostamos das coisas do nosso jeito e ficamos incomodados quando elas não se realizam da maneira como idealizamos.

As diferenças entre homens e mulheres, entre personalidades e temperamentos, entre culturas e costumes familiares são enormes. Alguns gostam que suas camisas e calças sejam dobradas do mesmo tamanho, que as meias sejam colocadas na gaveta em ordem de cor, de preferência em *dégradé* do escuro para o claro. Outros não ligam se elas estão bagunçadas ou soltas. Um gosta de comida temperada, o outro nem o sal usa. Um ama crianças, o outro prefere pessoas idosas. Um ama esportes radicais, já o outro nunca se arrisca por nada. São pessoas muito diferentes.

Pode um casamento dar certo com pessoas tão diferentes? Claro que sim! As diferenças enriquecem e fortalecem a relação. Tornam o romance algo dinâmico, uma aventura.

Seria melhor se nos casássemos com pessoas idênticas a nós? NÃO! Seria um relacionamento insuportável. Imaginem se as árvores de uma floresta fossem todas iguais e produzissem o mesmo tipo de fruto. Se as flores fossem todas da mesma cor e os animais de uma única espécie. Imaginem um time de futebol composto só de goleiros, ou uma orquestra só com violinos. Como seria o mundo se todos pensassem e agissem como cada um de vocês? Se todos tivessem a mesma preferência musical, o mesmo tipo de lazer, paladar, gosto por cor, time de futebol, partido político? O mundo seria infinitamente mais monótono, e o casamento também.

Um ditado conhecido diz que não se deve discutir sobre três coisas: futebol, política e religião. Isso se deve, talvez, ao fato de que as pessoas ficam enfurecidas quando alguém ousa dizer que existe outro caminho, outra possibilidade, uma perspectiva diferente daquela em que elas acreditam. Não apenas no casamento, mas em tudo seremos bem-sucedidos se aprendermos a ouvir o que o outro diz e se, com humildade, considerarmos os argumentos propostos, ainda que, ao final, não os aceitemos.

Tenhamos a humildade de ao menos admitir que não somos os donos da verdade, que somos passíveis de erro, que podemos e precisamos aprender sempre. O sábio é capaz de ouvir tudo para só depois dizer o que pensa.

Portanto, agradeçam a Deus pelas diferenças e respeitem-nas. Se vocês pensarem igual sempre e sobre tudo, então um de vocês é totalmente dispensável na relação.

Uma oração

Senhor, ajuda-nos a valorizar as diferenças entre nós. Ensina-nos a gerenciar as diferenças a ponto de fortalecer nossa união. Protege-nos da arrogância, do orgulho, do desejo de sempre ter as coisas "do nosso jeito". Faz com que simpatizemos com as opiniões e as perspectivas um do outro. Amém.

Perguntas para discussão

1. Mesmo sabendo que as diferenças fortalecem nossa união, a tendência é de sempre lutar pela nossa opinião. Por quê?
2. Avaliem a declaração: "Se duas pessoas sempre concordam, então uma delas é desnecessária!". É possível duas pessoas serem diferentes demais?
3. Expliquem em que sentido o casamento é expresso pela fórmula 1 + 1 > 2.
4. Quais são algumas das diferenças clássicas entre homens e mulheres? Por que Deus nos criou assim? Como o casamento se beneficia com essas diferenças?

TIRAR A PALAVRA "DIVÓRCIO" DO VOCABULÁRIO

*"Eu odeio o divórcio", diz o
SENHOR, o Deus de Israel.*
(MALAQUIAS 2.16A, NVI)

*As muitas águas não poderiam apagar
o amor, nem os rios, afogá-lo.*
(CÂNTICO DOS CÂNTICOS 8.7A)

*Ora, aos casados, ordeno, não eu, mas o Senhor,
que a mulher não se separe do marido [...]; e
que o marido não se aparte de sua mulher.*
(1CORÍNTIOS 7:10,11)

O amor jamais acaba.
(1CORÍNTIOS 13.8A)

Um dos primeiros conselhos que recebemos do pastor que fez nosso aconselhamento pré-nupcial foi: "Tire a palavra 'divórcio' do seu vocabulário!". Ele insistiu que nem brincássemos entre nós ou com outros sobre a possibilidade de não perseverar no compromisso de nos amar até que a morte nos separe.

O compromisso de honrar os votos conjugais pronunciados diante de Deus e dos homens não aceita nenhuma porta de escape no casamento. É impressionante como os casais conseguem resolver seus problemas se não entram no casamento com esta possibilidade em mente: "Se não der certo, sempre posso pular fora...".

O mundo tem oferecido o divórcio como um remédio miraculoso para todo tipo de problema conjugal. Cada vez que a lei brasileira afrouxa suas exigências para o divórcio, os casos de rompimento dos laços matrimoniais aumentam exponencialmente.[1] Infelizmente, a própria igreja evangélica tem seguido esse padrão. Certa vez, um amigo estava num restaurante quando ouviu duas mulheres conversando na mesa ao lado. Uma delas queria se divorciar do marido porque não aguentava mais o casamento. Mas era católica e não via saída porque a igreja não aceitava o divórcio. "Então venha para a igreja evangélica!", disse a outra. "Nós aceitamos tudo!"

Certamente existem situações, devido à dureza do coração do homem (Deuteronômio 24.1-4), em que o divórcio é inevitável, mesmo que um dos seus membros lute contra essa realidade. Mas vivemos em dias em que o ditado popular: "Onde passa o boi, passa a boiada" se tornou verdade. Assim, ao menor sinal de algo que lhes desagrade no casamento, as pessoas recorrem ao

---

1 Veja dados do IBGE.

remédio chamado divórcio. Pior ainda quando aquilo que Deus declara que odeia é receitado por ministros do evangelho![2]

Que triste o estado em que as coisas caminham. As pessoas não honram seus votos (Eclesiastes 5.1-7). Vivem o "amor que seja infinito enquanto dure", o que não passa de vício hormonal, uma atração que só se mantém enquanto for alimentado o impulso sexual. Elas gastam fortunas com cerimônias de casamento e festas luxuosas, convidam parentes e amigos para presenciarem o espetáculo e declaram seus votos diante de autoridades, testemunhas, padrinhos e Deus. Porém, os votos são destituídos de verdade e fibra moral. Quando os problemas batem à porta, os votos feitos pelo casal são jogados pela janela.

Todo casamento, desde Gênesis 3, passa por problemas. Podemos listar algumas das causas mais comuns de conflitos no lar:

1. O casamento é entre dois pecadores (Romanos 3.23).
2. O casamento reúne duas culturas diferentes (Gênesis 11).
3. A comunicação é egoísta e falha (Provérbios 18.1,2).
4. As finanças dividem o casal (Mateus 6.24).
5. A inversão de papéis, consequência da queda (Gênesis 3.16).

---

[2] Para uma discussão maior sobre o tema polêmico de divórcio e casamento, veja o Apêndice 3 do livro *Comentário bíblico: Lar, família e casamento*, de David J. Merkh (São Paulo: Hagnos, 2019).

6. As diferenças entre homens e mulheres (1Pedro 3.7).
7. A teimosia, chatice e brigas por motivos banais (Provérbios 22.15).
8. A idolatria e a busca pela satisfação de desejos são maiores que o amor às pessoas (Tiago 4.1-3).

O divórcio não resolve conflitos no casamento. A solução está na obediência ao que Deus pede, na capacidade de perdoar, na coragem de andar outra milha com quem nos casamos. O divórcio só empurra o problema um pouco mais para a frente. Isso porque o problema está dentro de nós mesmos. Nós o levamos para onde formos.

O verdadeiro casamento não é feito por pares perfeitos, mas por pares imperfeitos que insistem em lutar e em mudar quando erram. É formado por pessoas capazes de dizer: "Perdoe-me, falhei de novo". Não há espaço na família bem-sucedida para a palavra "divórcio".

O casamento não nos dá o direito de sermos felizes, mas a responsabilidade de lutar para sermos santos.[3] Seu suposto direito à felicidade vem depois do seu explícito dever de obediência. Jamais defendam seu pretenso direito sem antes cumprirem suas obrigações para com Deus.

Tirem a palavra "divórcio" do seu vocabulário.

---

3 Gary Thomas, *Casamento sagrado: e se o objetivo de Deus para o casamento, mais do que nos fazer felizes, for nos tornar santos.* Curitiba: Evangélica Esperança, 2013, p. 13.

Uma oração

Senhor, preserva nosso casamento. Fortalece nosso compromisso para com os votos conjugais até que a morte nos separe. Ajuda-nos a perdoar as falhas um do outro, a buscar ajuda quando nossas forças falham, a ser fiéis até o fim. Tira de nós qualquer pensamento de abandonar os laços matrimoniais. Amém.

Perguntas para discussão

1. Leiam Eclesiastes 5.1-7. Com que seriedade Deus encara nossos votos? Quais as implicações disso para o casamento?
2. Das oito causas de conflito conjugal listadas no capítulo, quais representam a maior ameaça para seu lar? Como podem ser superadas?
3. Avaliem a declaração: "Seu suposto direito à felicidade vem depois do seu explícito dever de obediência". Vocês concordam ou discordam dela? Por quê?
4. Em que sentido o ditado "Onde passa o boi, passa a boiada" tem se tornado uma realidade na sociedade e na igreja no que diz respeito ao divórcio?

UNIR-SE DE FORMA EXEMPLAR NA EDUCAÇÃO DOS FILHOS

Por isso, deixa o homem pai e mãe e se une à sua mulher, tornando-se os dois uma só carne.
(GÊNESIS 2.24)

Ensina a criança no caminho em que deve andar, e, ainda quando for velho, não se desviará dele.
(PROVÉRBIOS 22.6)

Até agora, falamos relativamente pouco sobre os filhos. Embora ser "família" não exija a existência de filhos (Deus disse que tudo era "muito bom" quando só havia Adão e Eva no Jardim!), a "grande comissão" no Jardim incluiu a procriação: "Sede fecundos, multiplicai-vos, enchei a terra" (Gênesis 1.28).

A maneira como os pais se comportam diante dos filhos dirá muito sobre a alegria (ou não) do lar. Mas, por onde começar? E como repassar aos filhos nossos valores, para que eles tenham casamentos bem-sucedidos?

Embora não haja garantias, tudo começa com o exemplo dos pais de apresentar uma frente unida como casal — o que Gênesis 2.24 caracteriza como *deixar, unir* e *tornar-se um*.

A melhor maneira de encaminhar nossos filhos para casamentos duradouros e felizes é inspirá-los pelo exemplo visto dentro de casa. Nossos filhos devem presenciar o mútuo apoio e encorajamento entre os pais. Quando cônjuges trocam palavras de afeto, gestos de carinho, beijos e abraços, constroem mais que um casamento sólido: deixam um nobre legado para os filhos.

Nossos filhos crescem num mundo onde o afeto verdadeiro e puro entre um homem e uma mulher está cada vez mais difícil de se encontrar. Sexo sem compromisso, irresponsável e perverso caracteriza os relacionamentos ao nosso redor, relacionamentos sexuais em que as mulheres são tratadas como objetos de desejo para serem conquistadas, usadas e descartadas como uma fruta espremida.

Mas se os filhos observarem seus pais se relacionando com respeito e amor genuínos, desempenhando seus respectivos papéis com dignidade e alegria, sempre unidos como um time, saberão a diferença entre a sacralidade da família e do matrimônio em contraste com a desunião e perversidade de nossos dias.

Mostrem aos seus filhos o poder da união. Um casamento cujos cônjuges estão unidos entre si e com Deus prevalece sobre quase todos os ataques.

Podemos dizer que existem três tipos de relacionamento conjugal: os que são casados, mas não unidos; os que são casados e unidos entre si; e os que são casados e unidos entre si e com Deus. Vejamos cada um deles.

Os que são casados, mas não unidos

Nesse relacionamento, os cônjuges vivem juntos, usam aliança, fazem algumas coisas em conjunto, mas não são unidos. Um não defende o outro; pelo contrário, eles se expõem mutuamente. Um dá uma ordem aos filhos, mas o outro vai e desmanda. Os filhos percebem que não há unidade no casal e se aproveitam disso. Às vezes, o casal tem contas bancárias separadas por opção, tiram férias em datas diferentes, viajam sozinhos e vivem de forma independente. Brigam muito, seja pelo fato de que um ganha mais que o outro, seja por discordância sobre como usar o dinheiro e quem deve comprar o quê. Às vezes, escondem do outro quanto recebem de salário.

Cada um esconde do outro suas senhas do celular, do tablet e do computador. Falam "meu" carro, "meu" dinheiro, "minhas" coisas, "meu" tempo, "suas" dívidas, "seus" problemas. A única coisa em comum é morar na mesma casa e, na melhor das hipóteses, dormir no mesmo quarto.

Os que são casados e unidos entre si

Nesse relacionamento, os cônjuges vivem juntos, usam aliança, fazem muitas coisas em conjunto. Têm prazer na companhia um do outro. São unidos. Um defende o outro, eles lidam com seus problemas conjugais em particular, nunca se expondo mutuamente. Podem até ter contas bancárias separadas, mas o orçamento da casa é um só.

Mesmo que um ganhe mais que o outro, eles não se importam, pois sabem que são um time com os mesmos objetivos. Falam "nosso" carro, "nosso" dinheiro, "nossas" coisas, "nosso" tempo, "nossas" dívidas, "nossos" problemas.

Compartilham senhas porque não têm nada a esconder. Compartilham livremente o quanto cada um ganha e não sentem ciúmes se um ganha mais ou se o outro recebe uma promoção. Eles são dois, mas vivem como se fossem um.

Os que são casados e unidos entre si e com Deus

Esse relacionamento experimenta tudo que o segundo grupo desfruta, porém com uma enorme vantagem: são unidos também na fé. Oram um pelo outro, perdoam os erros do cônjuge, reconhecem suas limitações e pedem a ajuda divina para resolver suas dificuldades.

Esses casais são realmente fortes. Unem-se na alegria e na dor de tal maneira que as pessoas não conseguem compreender. Podem enfrentar tragédias enormes, mas vencem o desemprego, as doenças, a perda de entes queridos, e fazem isso com sabedoria e mansidão. Nada os abala. Quando um deles fraqueja, o outro o apoia. Vivem a realidade do casamento bíblico, que é: "Um para o outro e ambos para Deus".

Não há casamento mais sólido que esse. O casal forma filhos equilibrados, seguros e ansiosos para formarem seus próprios lares e seguir o exemplo dos pais.

UMA ORAÇÃO

Senhor, aumenta a união entre nós como casal e como família. Faz do nosso lar uma fortaleza contra os ataques que tentam nos separar e um porto seguro para nossos filhos aprenderem o que é amor. Que a tua Palavra seja o alicerce da nossa família; Cristo Jesus, a pedra angular; e cada um de nós, uma pedra viva bem ajustada, com nosso parceiro do lado. Abençoa nosso lar para que seja uma bênção para muitos. Amém.

PERGUNTAS PARA DISCUSSÃO

1. Por que um casal amigo e unido proporciona segurança e estabilidade para os filhos?
2. Quais são as maiores ameaças para a união conjugal? Como podemos resistir a cada uma delas?
3. Até que ponto um casal que não tem Deus no centro do seu lar pode realmente ter um casamento estável e unido?
4. Como um casal poderia manter uma frente unida na condução do lar, especialmente na criação dos filhos?

Vigiar o uso de aparelhos, mídia social e internet

Não porei coisa injusta diante dos meus olhos; aborreço o proceder dos que se desviam; nada disto se me pegará. Longe de mim o coração perverso; não quero conhecer o mal.

(Salmos 101.3,4)

Finalmente, irmãos, tudo o que é verdadeiro, tudo o que é respeitável, tudo o que é justo, tudo o que é puro, tudo o que é amável, tudo o que é de boa fama, se alguma virtude há e se algum louvor existe, seja isso o que ocupe o vosso pensamento.

(Filipenses 4.8)

A cena já se repetiu em restaurantes ao redor do mundo, mas, por algum motivo, nos chocou. A família estava sentada à mesa, esperando o garçom trazer os pratos. Pai, mãe e dois irmãos mais velhos estavam em outro mundo, cada um fitando a tela do seu smartphone ou tablet, enviando recados ou jogando videogames, totalmente alheios ao filho caçula, abandonado, isolado, entediado e triste. Mais uma vez, o mundo virtual invadiu e violentou a vida familiar.

Segundo os dizeres da campanha "Conecte-se ao que importa":

> Tem gente solicitando sua amizade... em casa!
>
> A conversa em casa pode passar dos 140 caracteres!
>
> Quando você larga o celular, o seu filho [ou cônjuge] *é* quem vibra.[1]

Alguns estudos sugerem que o Facebook e as salas de chat entram como fator em 20% dos divórcios. Pornografia também vicia muitos homens e mulheres. Videogames têm afastado muitos casais quando um cônjuge, ou ambos, chegam do trabalho e se trancam no quarto para jogar por horas a fio.

Antigamente, a guerra principal da família era contra a TV, onipresente, sempre ligada, uma em cada quarto, privando a família de contato pessoal, de momentos de compartilhar, de refeições com todos à mesa. O perigo ainda existe, mas agora é elevado ao quadrado, com a onipresença do mundo digital que transformou para sempre nossa vida. A pergunta é: Como lidar com essa realidade?

Não adianta dizer que a internet é do diabo, como muitos fizeram com o advento da televisão. Diabólico é o mau uso que as pessoas fazem de algo neutro em si, com

---

[1] Ministério Público do Paraná. "'Conecte-se ao que importa' marca o retorno do Programa Dedica". Disponível em: <comunicacao.mppr.mp.br/modules/noticias/article.php?storyid=12487>. Acesso em 5 fev. 2021.

o potencial para o bem ou para o mal. O uso que muitas pessoas têm feito da internet tem destruído as famílias.

Quando houve o apagão em todo o território do Brasil em 1º de julho de 2001, milhares de pessoas ficaram sem televisão no país inteiro pela primeira vez. Velas foram acesas e, pela primeira vez, em muitos lares houve silêncio e casais dialogaram. Pais e filhos brincaram. Algo que fora roubado havia muito tempo voltou. Por alguns instantes.

Aquela noite fez com que muitos pensassem no quanto somos roubados do convívio familiar/conjugal pelo barulho constante da TV, do smartphone, dos tablets, dos videogames. Existe uma batalha real sendo travada pela sobrevivência do casamento e da família. Para construir um casamento feliz, precisamos controlar esses aparelhos.

Afastem os celulares da mesa de refeições. Desliguem a televisão. Designem algumas horas durante a semana para um "jejum virtual". Mostrem quem está no controle. Não permitam que o mundo virtual dite o padrão de funcionamento de sua casa.

Considerem a possibilidade de retirar a TV do quarto do casal (e dos filhos). O quarto é a fronteira final onde o casamento pode encontrar abrigo. Transformem o ambiente do quarto de casal num abrigo seguro e especial, num refúgio dentro da casa, num lugar de namoro, leitura e conversa.

Que tal inaugurar uma "noite do casal" ou "noite da família" sem aparelhos, sem TV? Substituam-nos por tempo de conversa, por boa leitura, por risadas em família, por sentar-se no chão ou na rede, recordando álbuns de fotos, brincando com as crianças, fazendo jogos, sendo família ou namorando.

Graças a Deus pelo acesso ao mundo inteiro por meio da revolução tecnológica. Mas vigiemos essa ferramenta, lembrando que o mundo digital foi criado para o homem, e não o homem para o mundo digital.

Uma oração

Senhor, ajuda-nos a ter maior controle sobre o mundo digital. Não permitas que nossa vida conjugal e familiar seja dominada por relacionamentos virtuais em detrimento de relacionamentos pessoais. Dá-nos a disciplina necessária para desligar esses aparelhos a fim de ficarmos ligados um com o outro. Amém.

Perguntas para discussão

1. Façam uma lista dos benefícios e dos perigos associados ao mundo virtual.
2. Que tipo de aparelho eletrônico/digital representa o maior perigo para você e sua família?
3. Por que temos a tendência a dar muito mais atenção às mídias sociais e aos relacionamentos virtuais do que para as pessoas ao nosso redor?
4. Quais seriam outras ideias para vigiar a intrusão do mundo digital na vida familiar?

XINGAR E GRITAR: NEM COM O CACHORRO

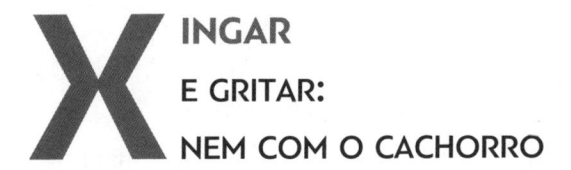

> *Não saia da vossa boca nenhuma palavra torpe, e sim unicamente a que for boa para edificação, conforme a necessidade, e, assim, transmita graça aos que ouvem. [...] Longe de vós, toda a amargura, e cólera, e ira e gritaria [...]. Antes, sede uns para com os outros benignos, compassivos, perdoando-vos uns aos outros.*
>
> (Efésios 4.29,31,32)

Quando adotamos nossa filha, que já tinha 10 anos, descobrimos logo que teríamos de ser fiéis aos princípios de disciplina bíblica, ainda que ela tivesse sofrido traumas e padrões de disciplina totalmente errados. Quando explicamos como seria o processo de disciplina, a única pergunta que ela fez foi: "Vocês vão me xingar?". Da sua triste história do passado, que incluía maus-tratos e coisas piores, o que lhe causou mais angústia foi ter sido xingada com gritos e desprezo. Seu alívio foi enorme quando soube que não iríamos xingá-la nem gritar com ela.

Muitas pessoas acreditam que o vencedor de qualquer embate ou discussão é aquele que fala num volume mais alto para defender seu ponto de vista. Essa é uma prática comum nos meios militares, na política e nas salas de aula ao redor do país. Para manter ordem e mostrar quem está no comando, levanta-se a voz. Às vezes, beira o ridículo quando uma professora grita: "EU FALEI PARA VOCÊS NÃO GRITAREM NA SALA DE AULA!!!".

Essa atitude não deve nem pode encontrar lugar dentro do relacionamento a dois. Em hipótese alguma um dos dois deve levantar a voz durante qualquer discussão. Ao levantar a voz, mostramos profundo desrespeito para com o outro. Demonstramos uma infantilidade descontrolada, própria de pessoas desequilibradas, imaturas e que precisam se afirmar pelo poder da entonação e não pelo poder da argumentação serena. As palavras bem ditas, faladas com sabedoria no momento certo são como pregos fincados com firmeza no lugar devido (Eclesiastes 12.11). "A resposta branda desvia o furor, mas a palavra dura suscita a ira" (Provérbios 15.1).

Muito pior que a tolice de levantar a voz no diálogo é o triste fato de que, às vezes, o volume alto da voz vem acompanhado de palavras deploráveis e perversas. O rosto de quem as profere deveria enrubescer de vergonha, ainda que o fizesse sussurrando.

Muitas vezes, para encobrir esse grave desvio de comportamento, as pessoas transferem a culpa de sua conduta infeliz para terceiros ou para as circunstâncias que estão à sua volta:

- "Eu gritei com você, amor, mas não fiz por mal. Agi assim porque estava naqueles dias do mês. E você sabe como, nesses dias, meus hormônios me afetam e eu perco um pouco o controle da situação. Você precisa aceitar isso, são só alguns dias no mês!"

- "Querida, eu a ofendi porque tive um dia muito difícil no trabalho, e estou passando por um tempo de estresse emocional. Você sabe que, quando sou muito pressionado, fico nervoso. Além disso, não tenho dormido muito bem nestes dias e isso também me deixa irritado."

Não devemos camuflar nossos pecados, escondendo-os debaixo de uma capa de justiça que os valida de acordo com as circunstâncias que vivemos. As circunstâncias não nos forçam a pecar, elas apenas oferecem o ambiente no qual nosso coração se manifesta. Como já observamos, o que sai do copo quando balançado é o que já estava dentro dele!

Quando gritamos com quem amamos, fazemos isso porque somos imperfeitos e maus. Agimos assim porque muitas vezes somos egoístas e perdemos o controle sobre a ira que está em nossa vida.

Deus está à procura de corações moldáveis e lábios que se empenham em ministrar graça, e não dor. Mas o que fazer quando a ira está fora de controle? A melhor coisa é esperar que ela passe antes de tentar conversar sobre qualquer coisa. É preferível adiar um diálogo até que os ânimos se acalmem do que carregar, por muitos anos, as feridas causadas por palavras explosivas e impensadas.

Um dos meios que adotamos no casamento é o critério do limite de quando a conversa deve ser interrompida. Se um de nós levantar a voz, a conversa acaba e só será reiniciada quando existir serenidade para tal. Será adiada quantas vezes forem necessárias até que possamos nos sentar como verdadeiros parceiros e ajustarmos as mudanças necessárias. Isso não deve ser usado como fuga para não acertar uma situação, mas como uma válvula que permite que a pressão momentânea passe e a conversa amigável possa existir.

Um ambiente em que gritos e xingamentos são comuns também será um ambiente favorável para que o amor se esfrie e morra. Não devemos agir assim nem mesmo com os animais de estimação. Quem age dessa forma corre o risco de atravessar a fronteira da ofensa verbal e entrar na criminosa ofensa física.

Mantenham o amor e o respeito um pelo outro pela cordialidade das palavras. Isso só é possível quando Deus dominar a vida de cada um individualmente. Quanto mais o Espírito Santo controlar sua vida, maior será o poder que exercerá sobre seus lábios. Será impossível domar a língua se Jesus não domar o coração.

Uma oração

Senhor, perdoa-nos pelas vezes que permitimos que palavras duras escapem da nossa boca. Transforma a gritaria em calma, a ira em bonança, a mágoa em perdão. Ensina-nos a disciplina de guardar a boca e refrear a língua para não machucarmos um ao outro com palavras ofensivas. Enche nossos lábios de palavras que ministram graça, mesmo àqueles que, a nosso ver, não as merecem. Amém.

PERGUNTAS PARA DISCUSSÃO

1. O que a gritaria revela sobre nós e nosso coração?
2. À luz deste capítulo, quais seriam algumas regras de discussão que vocês poderiam implementar em seu lar?
3. Quais são algumas das desculpas usadas a fim de justificar atitudes e palavras acirradas no lar?
4. Avalie a declaração: "Será impossível domar a língua se Jesus não domar o coração".

ZELAR PELO PRAZER DO CÔNJUGE DE FORMA OUTROCÊNTRICA

O marido conceda à esposa o que lhe é devido, e também, semelhantemente, a esposa, ao seu marido. A mulher não tem poder sobre o seu próprio corpo, e sim o marido; e também, semelhantemente, o marido não tem poder sobre o seu próprio corpo, e sim a mulher. Não vos priveis um ao outro, salvo talvez por mútuo consentimento, por algum tempo, para vos dedicardes à oração e, novamente, vos ajuntardes, para que Satanás não vos tente por causa da incontinência.

(1 CORÍNTIOS 7.3-5)

Não tenha cada um em vista o que é propriamente seu, senão também cada qual o que é dos outros.

(FILIPENSES 2.4)

Em seu livro *Casamento sagrado*, Gary Thomas faz uma declaração assustadora: "Não é exagero dizer que a verdadeira natureza de nosso caráter espiritual pode ser mais bem demonstrada quando estamos envolvidos em relações sexuais".[1] A razão? Na cama revelamos o que realmente cremos sobre o outrocentrismo que caracteriza a vida de Cristo e que deve caracterizar a vida do cristão.

Talvez não exista outra área mais atacada em nossa vida hoje do que a sexualidade. Embora a sexualidade humana seja muito importante no plano de Deus (e, por isso, constantemente deturpada e atacada por Satanás), mesmo assim não constitui o centro de nossa vida. Mas, se observarmos as propagandas, os filmes e a proliferação de pornografia na internet, chegaremos à conclusão de que sexo é tudo para muitos em nosso mundo.

O sexo foi dado por Deus para ser desfrutado exclusivamente entre um homem e uma mulher quando estes decidem se unir por meio do casamento (Gênesis 2.24; Hebreus 13.4). Fora desse padrão, o sexo deixa de cumprir seu papel nobre entre duas pessoas para a glória de Deus.

Já resumimos em outra obra pelo menos seis propósitos bíblicos para a sexualidade humana:

1. O sexo existe para refletir aspectos da imagem de Deus no ser humano (Gênesis 1.26,27).
2. O sexo existe para promover intimidade total (conhecimento mútuo) entre duas pessoas (Gênesis 4.1).
3. O sexo existe para a procriação de novas imagens de Deus e do casal (Gênesis 1.28).

---

[1] Gary Thomas, *Casamento sagrado: e se o objetivo de Deus para o casamento, mais do que nos fazer felizes, for nos tornar santos*. Curitiba: Evangélica Esperança, 2013, p. 216.

4. O sexo existe como selo que celebra a aliança conjugal (Gênesis 2.24).
5. O sexo existe para o prazer e a satisfação mútua de desejos profundos no ser humano (1Coríntios 7.1-5; Hebreus 13.4).
6. O sexo existe para promover o "outrocentrismo" que caracteriza a vida de Cristo em nós.[2]

O último item resume bem o propósito de Deus para a sexualidade como forma de glorificar a Deus pela imagem de Cristo em nós (1Coríntios 10.31). O sexo existe para promover a unidade do casal, fazendo com que duas pessoas diferentes se unam tão intimamente que possam espelhar a unidade em diversidade que caracteriza o Deus triúno. Dessa forma, o casal reflete traços da imagem de Deus, mas também exemplifica o amor de Jesus por sua noiva, a Igreja. A maneira como o casal se relaciona um com o outro reflete o modelo maior que é Cristo e a Igreja (Efésios 5.32). A autoentrega mútua e a busca pelo prazer do outro antes do nosso reflete como Jesus se entregou por sua noiva-Igreja!

Deus nos amou tanto que nos deu o presente digno e nobre da sexualidade humana, permeado de sublime prazer e alegria. Deus poderia ter criado o sexo como meio de reprodução, sem nenhum prazer físico associado a ele. Mas Ele quis alegrar suas criaturas, satisfazendo profundos desejos em múltiplas esferas no ato de mutualidade conjugal com o qual o casal o glorifica.

---

2 Extraído de *Comentário bíblico: Lar, família e casamento*, de David J. Merkh (São Paulo: Hagnos, 2019, p. 783-93).

O presente do sexo não foi dado para ser utilizado de forma egoísta, mas como uma maneira de marido e mulher experimentarem e darem prazer um ao outro. Sendo assim, demonstram a essência da vida cristã, ou seja, a vida de Cristo sendo vivida em e através de nós. Por isso, quem realmente somos se revela na cama, tanto quanto ou até mais do que no culto. É um "vamos ver" da fé cristocêntrica.

A sexualidade humana no ideal de Deus vai muito além do "coito" animal em que os parceiros exploram um ao outro para sua própria realização e para seu próprio prazer. Há um envolvimento metafísico no ato sexual humano que vai além da mera junção biológica de corpos. Deus concedeu à sexualidade humana um poder misterioso para unir corpo e alma. Por isso, o envolvimento sexual precoce ou ilícito tem consequências tão sérias: "Qualquer outro pecado que uma pessoa cometer é fora do corpo; mas aquele que pratica a imoralidade peca contra o próprio corpo" (1Coríntios 6.18).

Dessa forma, qualquer tipo de contato sexual que não seja entre um homem e uma mulher dentro de um compromisso vitalício (casamento) deixa de cumprir o propósito de Deus para o sexo.

Existem critérios e padrões estabelecidos por Deus dentro da vida sexual do casal. Algumas pessoas dizem que, entre quatro paredes, vale tudo. Não é verdade! Deus estabeleceu padrões claros — alguns explícitos, outros implícitos — para nortear o relacionamento conjugal sexual. Em tudo, o "outrocentrismo" de Cristo deve caracterizar o leito matrimonial.

Com a perversão dos valores e com o coração marcado pelo desejo de satisfação própria, muitos casais, em vez de desfrutarem do sexo como bênção para solidificar a união, utilizam-no como meio de autogratificação ou como arma, a ponto de ferir o cônjuge.

Muitos casais querem resumir a Bíblia a um conjunto de regras, uma lista do tipo: "Isso pode e isso não pode!". Às vezes, encontraremos isso, em outras, não. Para facilitar um processo de pensarmos biblicamente sobre o assunto, oferecemos algumas diretrizes bíblicas para a relação sexual do casal.

Não é permitido o "celibato sexual" no casamento, a não ser em casos excepcionais

O apóstolo Paulo deixa esse princípio muito claro em 1Coríntios 7, quando responde a dúvidas da igreja sobre a vida sexual do casal. Como observamos em nosso livro *Comentário bíblico: Lar, família e casamento*:

> Parece que alguns em Corinto estavam caindo no erro do "celibato conjugal". Paulo proíbe a prática: "Parem de fazer isso!". Mas ele admite uma situação, rara talvez, em que o casal poderia ter um "jejum sexual". Estabelece quatro fatores que determinam quando e como:
>
> 1. *Por mútuo consentimento*: não é uma decisão unilateral! Não é a esposa que vai decidir que agora é hora de se abster de relações. Implícito aqui está o fato de que o casal conversa sobre seu

relacionamento. Há abertura para discutir seus desejos, suas preferências.

2. *Por algum tempo*: a frase significa um tempo claramente delineado; não é algo em aberto, sem esperança de terminar, mas com começo e fim bem delimitados.

3. *Para vos dedicardes à oração*: embora o judaísmo enfatizasse períodos intensos para devoção a Deus, a abstenção por outros motivos existia no Antigo Testamento (veja Eclesiastes 3.5; Joel 2.16; Malaquias 12.12). Talvez possamos estender a exceção para incluir períodos em que os dois vão focalizar em questões do reino de Deus, seu relacionamento com Deus, talvez seu serviço no reino. Juntos, concordam em não se juntarem durante esse tempo para poderem se dedicar de corpo e alma ao Senhor, como se fossem solteiros. Interessante a ênfase aqui em oração conjugal (cf 1Pedro 3.7) e sua prioridade na vida conjugal. Como ficamos distantes do plano divino!

4. *E novamente vos ajuntardes*: esse tempo claramente delineado tem seu fim numa celebração sexual. O casal se encontra novamente, e curte seu relacionamento a dois.[3]

Esses princípios ainda norteiam casais em dúvida sobre várias questões envolvendo a relação conjugal.

---

3 *Comentário bíblico: Lar, família e casamento*, p. 515-16.

NADA QUE FUJA AO "NATURAL" OU QUE PREJUDIQUE OU MACHUQUE O OUTRO DEVE SER PRATICADO

Há muitos debates sobre práticas sexuais "alternativas". Muitas vezes, opções exóticas têm se infiltrado no casamentos através de fontes pornográficas. Um cônjuge acaba importando para o leito conjugal práticas que fogem do uso normal da anatomia humana na relação sexual.

> [Um] princípio bíblico relacionado ao assunto trata-se da naturalidade e normalidade da intimidade conjugal. Romanos 1.24-27 condena aqueles que mudam o modo "natural" ou "normal" das relações íntimas para práticas "alternativas" de sexo, próprias das relações homossexuais. Fica uma preocupação quando o casal anda em direção a atividades sexuais comuns a duas pessoas do mesmo sexo. Parece ser um passo na direção errada.[4]

Diferente dos animais, Deus fez o corpo humano para uma relação íntima de olho no olho, lábio com lábio, de forma sadia, livre de perigos e contaminações que poderiam prejudicar o relacionamento e a saúde dos dois. Esse canal de prática sexual pode até criar novas imagens do Criador ao mesmo tempo que proporciona prazer, promove intimidade e dá alegria para ambos. Podemos chamar esse de "o canal da vida".

Práticas sexuais que fogem desse padrão, inclusive o sexo anal, utilizam um canal cujo propósito dado pelo

---

4 Ibidem, p. 786.

Criador é de ser uma espécie de "esgoto do corpo". Poderíamos chamá-lo então de "o canal da morte". Neste, nenhuma terminação nervosa ou receptora de estímulo prazeroso existe. O canal da morte difere muito do canal natural, o da vida, no qual mais de 8 mil terminações receptoras de estímulo e prazer foram divinamente idealizadas. Os dois canais têm propósitos diametricamente opostos!

No canal da morte há uma enorme proliferação de bactérias perigosas, e a introdução de elementos estranhos põe em risco a vida e a saúde. A utilização desse canal para prazer sexual, prática comum em relacionamentos homoafetivos, distorce e perverte o propósito e a função planejados por Deus, correndo grande risco de contaminação e gerando graves sequelas funcionais ao corpo ao longo da vida. Seria esse um tipo de relacionamento que demonstra amor e respeito um pelo outro? Deus seria glorificado por uma prática que destrói o que Ele amorosamente construiu? O outrocentrismo de Cristo, que prioriza o prazer do outro na relação conjugal, seria demonstrado?

Alguns casais fogem tanto do ideal divino que buscam formas e meios anômalos para atingir satisfação sexual, a ponto de utilizar meios que imprimam algum tipo de dor ao cônjuge. Alguns cônjuges, na tentativa de satisfazer o desvio ilícito nessa área, cedem às pressões por acharem que têm o dever de promover a satisfação do outro, sem nenhum limite. Mas estão equivocados!

Pelos mesmos motivos apresentados antes, não é permitido ferir ou imprimir qualquer tipo de dor ao cônjuge. Esse desvio pecaminoso precisa ser tratado pela renovação da mente, dos hábitos e das condutas, nunca aceitando ou cedendo a práticas abusivas. Ninguém está sujeito à obediência ao cônjuge quando esta implica desobedecer aos preceitos e às ordens do Criador. Não podemos destruir, humilhar ou ferir o templo do Espírito Santo (1Coríntios 3.16,17; 6.19).

O PRINCÍPIO DE OUTROCENTRISMO DEVE CARACTERIZAR A RELAÇÃO CONJUGAL

Como já desenvolvemos anteriormente, Deus criou a relação sexual como uma das maneiras mais claras de o casal refletir a essência da vida cristã, que envolve buscar o bem e os interesses do outro acima dos nossos (Filipenses 2.3,4):

> A Bíblia [...] oferece alguns princípios muito importantes sobre a mutualidade do relacionamento sexual, enfatizando o princípio do outrocentrismo na relação sexual (1Coríntios 7.1-5). O foco de cada pessoa deve ser agradar ao outro e não a si mesma. Qualquer atividade sexual que não for mutuamente desejável ou pelo menos aceitável por ambos deve ser evitada.[5]

Assim, excluindo-se tudo o que é pecado na intimidade sexual, o casal deve conversar e de comum acordo estabelecer os limites do que é ou não aceitável para o casamento deles. Lembrem-se, contudo, de não exigir de outros o que decidirem para vocês.

---

5 *Comentário bíblico: Lar, família e casamento*, p. 786.

Um exemplo disso seria na área de algumas formas de sexo oral. O que foge do caminho natural e de higiene saudável deve ser evitado. Outras formas de carinho e estímulo oral, como, por exemplo, o marido que beija o seio da esposa, embora pareçam ter respaldo bíblico (Provérbios 5.19, Cântico dos Cânticos 7.7,8) ainda assim exigem sensibilidade de cada parte. Um bom parâmetro a adotar seria permitir apenas o que não fere a consciência do cônjuge e que não é considerado humilhante ou repugnante por nenhum dos dois: "Bem-aventurado é aquele que não se condena naquilo que aprova. Mas aquele que tem dúvidas é condenado [...], porque o que faz não provém de fé; e tudo o que não provém de fé é pecado" (Romanos 14.22,23).[6]

Se algo não é bom para ambas as partes, então não é bom para o casamento. Sabemos que muitas esposas e alguns maridos entram no relacionamento conjugal

---

6 Embora exista certa liberdade para que o casal defina diante de Deus os limites do que é ou não mutuamente aceitável na adoção de carinhos orais, é preciso que fique bem claro que tal liberdade NÃO é absoluta. A liberdade da intimidade conjugal, além de ser limitada conforme já dito por consentimento mútuo, consciência, bom senso e higiene, deve também limitar-se dentro das finalidades anatômicas e fisiológicas dadas ao corpo pelo Criador. Deus claramente não fez as vias aéreas superiores (laringe, faringe) nem órgãos do sistema digestório (boca e esôfago) como cavidades orais adequadas para a finalização de um ato sexual. Assim, entendemos que há um único canal legítimo exclusivamente destinados a tal, o canal da vida. Casais que não obedecem a esses limites erram e, portanto, pecam contra Deus e contra o cônjuge, além de trazerem para o santo leito conjugal práticas antinaturais repugnantes e próprias de relacionamentos homoafetivos. Casais que desejam honrar a Deus devem imediatamente abandonar tal prática.

e sexual com muitos mitos e tabus adquiridos de sua família, de sua formação e de seu contexto. Certamente, existirão vergonha e timidez, especialmente no início do casamento, porém elas tendem a sumir ou se atenuar à medida que o relacionamento se aprofunda e o tempo de casamento avança. Mas não é desse constrangimento que falamos. O constrangimento aqui abordado inclui o uso de objetos, roupas, acessórios, imposição de certas posições, lugares (por exemplo, motéis) e mesmo o uso de um linguajar impróprio e chulo durante a relação. Essa atitude pode trazer constrangimento que, muitas vezes, humilha um ou outro.

Em vez disso, o princípio de só fazer o que for do agrado do outro, de promover o prazer e a realização do outro em primeiro lugar deve nortear todo relacionamento sexual do casal.

Quando o outrocentrismo caracteriza a relação sexual do casal, problemas como impotência masculina e frigidez feminina deixam de ser tão devastadores no casamento. Ao longo do casamento haverá muitos ajustes necessários na vida sexual do casal. Quando cada um está mais interessado em dar prazer para o outro, alivia-se um pouco o estresse causado por falhas ocasionais no desempenho sexual.

Casais sábios entendem que haverá limitações na área sexual à medida que a idade chega. Além disso, há outros momentos pontuais na vida, como gravidez, mudanças hormonais (menstruação, menopausa), doenças (câncer de próstata) que afetam muitos casais. Alguns necessitam de ajuda pastoral, outros, de acompanhamento médico. Mas uma boa dose do outrocentrismo de Cristo ajudaria muito na resolução desses problemas.

O PRINCÍPIO DA *EXCLUSIVIDADE*
(NÃO PERMITIR QUE TERCEIROS INTERFIRAM NA INTIMIDADE DO CASAL)

Muitos casais ficam com dúvidas se podem ou não fazer uso de certas roupas do tipo "fantasias" para "apimentar" a relação a dois. A mesma dúvida surge quando se trata dos chamados "brinquedos" eróticos.

Quanto ao uso de roupas do tipo "fantasias", sabemos que elas, em si, não representam nenhum problema. Mas questionamos a motivação para o uso desses artigos por um ou ambos os cônjuges. O que estaria na mente de um marido que deseja ver sua esposa vestida com as roupas de uma jovem estudante do ensino médio, de uma enfermeira ou de uma aeromoça? O que estaria passando pela mente de uma esposa que sonha em ver seu marido vestido como outro homem, como um bombeiro, piloto de avião, o Superman ou o Thor?

A Bíblia condena o adultério, mesmo aquele que acontece apenas na mente (Mateus 5.27-30). Embora possam existir exceções, é muito provável que por trás desses pedidos esteja também o desejo de fantasiar uma relação sexual com outra pessoa.

Pense por um instante: Esposa, você realmente gostaria que, no momento de intimidade, seu marido estivesse pensando na enfermeira que apareceu em algum filme a que ele assistiu? Marido, você realmente deseja que sua esposa imagine ou pense no ator do Superman ou do Thor na hora de fazer amor com você?

Então, vocês devem conversar e decidir com muita sabedoria o que fazer. Lembre-se de que a vida sexual já é cheia de muitas tentações difíceis de vencer. Seria sábio trazer mais algumas? Assim, avaliem se querem brincar com algo que pode se tornar um problema para o casal. Cuidem para que Satanás não abra brechas entre vocês. Enormes diques podem ruir por causa de pequenas rachaduras.

Por fim, quanto aos chamados "brinquedos" eróticos, Deus já presenteou o casal com tudo que é necessário para a satisfação sexual completa. Às vezes, pode até ser preciso alguma orientação ou intervenção médica em certas situações, mas isso não fere o princípio da exclusividade. Porém, a introdução de objetos extras aos que Deus confiou a ambos pode se tornar um grande problema. Muito choro vem de casais que achavam que esses "brinquedos" eram inofensivos, que a solução dos seus problemas estava no apertar de um botão. Triste tragédia. Os brinquedos podem roubar as preliminares da intimidade, tornando o ato mais impessoal e frio. Mas o pior perigo é que os "brinquedos" tornaram o outro desnecessário ou substituível para o prazer sexual. Os brinquedos não falham sexualmente como os humanos, não reclamam, não precisam de perdão para proporcionar o prazer para o qual foram idealizados.

Talvez alguns ainda perguntem: "Mas que mal há nisto?". O mal é que não são poucos os homens que tarde demais descobrem desesperados que sua amada companheira agora não se satisfaz mais somente com o marido. Ela não precisa mais dele para isso e, embora ele ainda lhe proporcione algum prazer, ela se realiza mais com os brinquedos e, em muitos casos, até os prefere. E agora, como viver com isso? O choro de ser trocado por um par de pilhas arrasa muitos casamentos. Cuidado: na vida sexual, brinquedo não é brincadeira.

Não permitam terceiros entre vocês!

SÓ É PERMITIDO O QUE GLORIFIQUE A DEUS

A sexualidade humana foi feita para honrar e glorificar a Deus. Isso acontece pela unidade em diversidade, pelo compromisso, pela pureza, pelo outrocentrismo de Cristo.

Com a consciência de que Deus está presente em tudo o que fazemos, o ato sexual irá também exalar o bom perfume de Cristo e se tornar numa bênção sem medidas para o casal e para a glória do Senhor (cf. 1Coríntios 10.31):

> Qualquer relacionamento sexual que não seja entre um homem e uma mulher casados foge desse plano bíblico. Homossexualidade (unidade sem diversidade), fornicação (unidade sem aliança), masturbação (falta de unidade e sem diversidade), pornografia (exploração), o "ficar" (exploração sem compromisso) e bestialidade (diversidade sem unidade) são todas aberrações que pervertem a imagem de Deus e seu plano para nossa sexualidade. Não é que Deus

quer acabar com a "festa"; Ele zela pela sua imagem e pelo bem do homem e da mulher.[7]

> ## UMA ORAÇÃO
>
> Senhor, queremos que Cristo Jesus seja Senhor sobre todas as áreas de nossa vida, inclusive a sexual. Transforma-nos pelo poder do teu Espírito para que vivamos a vida outrocêntrica de Cristo, inclusive na cama. Tira de nós ideias perversas que procedem do mundo, para que nosso leito seja puro e agradável a ti. Manifesta em nós a beleza da unidade em diversidade que caracteriza a Trindade. Faz com que o interesse de cada um seja na satisfação e no prazer do outro. Amém.

---

7 *Comentário bíblico: Lar, família e casamento*, p. 510.

PERGUNTAS PARA DISCUSSÃO

1. Por que o mundo enfatiza tanto a sexualidade como se fosse o auge da experiência humana? Em que sentido isso faz parte de uma guerra espiritual?

2. Avalie a afirmação do autor Gary Thomas de que "a verdadeira natureza de nosso caráter espiritual pode ser mais bem demonstrada quando estamos envolvidos em relações sexuais". Vocês concordam? Discordam? Por quê?

3. Quais aspectos da imagem do Deus triúno são refletidos no relacionamento sexual do casal?

4. Quais aspectos do amor de Jesus pela Igreja são refletidos no relacionamento sexual do casal?

■ Sobre os autores

DAVID MERKH é casado com Carol Sue desde 1982. O casal tem seis filhos: David Jr. (casado com Adriana), Michelle (casada com Benjamin), Juliana, Daniel (casado com Rachel), Stephen (casado com Hannah) e Keila (casada com Fabrício). David e Carol têm dezoito netos (lista atualizada em março de 2021). David é bacharel em Artes pela Universidade de Cedarville (Ohio, EUA). Concluiu o mestrado em Teologia no Dallas Theological Seminary e o doutorado em Ministérios com ênfase em Ministério Familiar na mesma instituição. Reside no Brasil desde 1987 e tem ministrado como professor do Seminário Bíblico Palavra da Vida em Atibaia, SP. Juntos, David e Carol são autores de dezoito livros sobre vida familiar e ministério prático, todos publicados pela Editora Hagnos. O casal ministra na Primeira Igreja Batista de Atibaia, onde David é pastor auxiliar de Exposição Bíblica. Também ministram em conferências e congressos para casais e famílias, e têm desenvolvido um ministério para as famílias de missionários ao redor do mundo. Seu site www.palavraefamilia.org.br recebe milhares de visitas a cada mês e hospeda mensagens da rádio BBN do programa "Palavra e Família."

MARCOS SAMUEL PEREIRA DOS SANTOS é casado com Isabela Pinheiro dos Santos desde 2002. O casal tem duas filhas:

Samara e Stephane. Formou-se bacharel em Administração de Empresas pela Universidade São Francisco (Bragança Paulista, SP). É bacharel em Teologia com ênfase em Ministério Pastoral e Educação Religiosa pelo Seminário Bíblico Palavra da Vida (Atibaia, SP). Tornou-se mestre em Teologia do Novo Testamento e Exposição Bíblica pela mesma instituição em 2015. É professor de Teologia Sistemática, Hermenêutica, Homilética e Escatologia. Marcos é pastor titular da Igreja Batista Redenção (www.redencaobraganca.com.br) na cidade de Bragança Paulista desde 2009, onde reside atualmente.